H.W. LONG

UNE VIE SEXUELLE SAINE ET ÉQUILIBRÉE

*Certaines choses que toute personne saine d'esprit devrait
savoir sur la nature et le fonctionnement du sexe ;
sa place dans l'économie de la vie,
sa formation adéquate et son
exercice vertueux.*

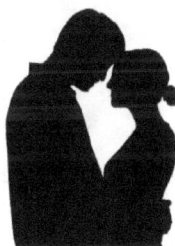

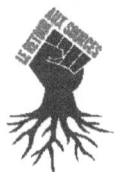

DR. H.W. LONG

UNE VIE SEXUELLE SAINE ET ÉQUILIBRÉE

Sane Sex Life And Sane Sex Living
1919

Traduit en français et publié par

LE RETOUR AUX SOURCES

www.leretourauxsources.com

© Le Retour aux Sources - 2024

L'auteur dédie très sincèrement cet ouvrage aux membres de la profession médicale qui le recevront et à tous ceux qui le liront sous leur direction.

NOTE AU LECTEUR

Pour se faire une idée correcte du livre, il est indispensable de le lire du début à la fin, sans aucun saut. Une fois lu, il peut être relu, ici et là, selon le désir du lecteur. Mais pour une première lecture, l'auteur souhaite vivement que chaque mot soit lu, car ce n'est qu'ainsi que l'objectif du livre pourra être atteint.

INTRODUCTION

Au fil des siècles, de temps à autre, le professeur de religion, l'homme d'État, l'inventeur, le travailleur social, le médecin, le chirurgien ou le sexologue ont lancé une "*vox clamantis in deserto*". En général, ces voix sont tombées dans des oreilles insensibles ; mais, à maintes reprises, un lecteur de livres, un étudiant des hommes, une personne inspirée, effacée ou altruiste a repris le cri ; et enfin, l'humanité irréfléchie, superficielle et satisfaite d'elle-même s'est tournée vers l'autre pour l'écouter.

Aristote, par une méthode inductive sûre, a appris et enseigné beaucoup de choses, concernant les relations sexuelles des hommes et des femmes, qu'il nous serait utile d'écouter aujourd'hui. Balzac, Luther, Michelet, Spencer, et plus tard, à nos portes, Krafft-Ebbing, Forel, Bloch, Ellis, Freud, Hall et des dizaines d'autres ont ajouté leur voix. Tous ont vu où nous allions à la dérive et ont protesté vigoureusement en fonction de leurs lumières. Nombre de ces protestations auraient dû être entendues, mais elles ne l'ont pas été, et c'est seulement maintenant qu'elles commencent à être prises en compte. Sturgis et Malchow ont été des pionniers dans le domaine de la vie sexuelle quotidienne, saine, éthique, religieuse et saine. Ils ont parlé sérieusement de ces choses à une profession qui ne les écoutait pas, et maintenant, j'ai l'honneur d'écrire un mot d'introduction à un livre dans ce domaine, qui est sain, sage, pratique, entièrement véridique et d'une nécessité indicible.

Je peux d'autant mieux approuver les enseignements du livre du Dr Long que, depuis près d'un quart de siècle, je défends des points de vue similaires et dispense des informations similaires, quoique peut-être moins explicites. Je sais, par une longue observation, que l'enseignement est sain et nécessaire, et que les résultats sont universellement positifs. Ces enseignements améliorent la santé, prolongent la vie et promeuvent la vertu, augmentant le bonheur et diminuant les charges des hommes, d'une part, et réduisant leurs crimes et leurs vices, d'autre part. Un tel livre se serait avéré inestimable pour moi lors de mon entrée dans l'état de mariage ; mais si je l'avais eu, je n'aurais peut-être pas été obligé d'acquérir les connaissances qui me permettent aujourd'hui d'affirmer en toute solennité que je connais personnellement des centaines de couples dont la vie a été détruite par manque de ces connaissances, et que je connais plus intimement des centaines d'autres à qui l'enseignement verbal selon les lignes qu'il a établies a apporté bonheur, santé et bonté.

Il a trouvé, en s'étudiant lui-même et en étudiant d'autres personnes, une façon saine et salutaire de vivre sa sexualité, et il l'a prescrite sans crainte à un cercle restreint pendant longtemps. Je le félicite pour sa perspicacité, sa témérité et sa sagesse. Il ne présente pas d'excuses, et il n'y a pas lieu d'en présenter. Il dit : "Tout a été écrit par amour, par un amoureux, pour l'amour des amoureux à venir, dans l'espoir de les aider à progresser vers une consommation divine. En d'autres termes, il a développé ces idées chez lui, puis les a diffusées à l'étranger, ou, les a trouvées à l'étranger et les a ramenées chez lui ; et elles ont fonctionné.

Je parle aussi quelque peu *ex experientia* et j'ai une connaissance personnelle intime de beaucoup de ces choses. C'est pourquoi je défends d'autant plus volontiers sa doctrine et soutiens que l'humanité a autant besoin de ces idées aujourd'hui qu'à l'époque où M. Jules Lemaitre écrivait sa tardive introduction à *L'Amour* de Michelet. Il disait : "*Il ne parait pas, après quarante ans passes, que les choses aillent mieux, ni que le livre de Michelet ait rien perdu de son a-propos.*" Vingt ans se sont encore écoulés et les choses ne se sont guère améliorées. Les causeries sur le sexe, comme l'enseignement du Dr Long, sont aussi pertinentes aujourd'hui que l'était le livre de Michelet lorsqu'il a été écrit, ou lorsque, quarante ans plus tard, M. Lemaitre a écrit son introduction.

L'idéalisme est juste et nous l'approuvons tous ; à tel point que beaucoup d'entre nous ne peuvent pas voir que l'ultra-idéalisme, l'extrémisme dans le droit (il est insensé d'essayer d'atteindre quelque chose de mieux que le meilleur) peut être mauvais. Il ne fait aucun doute qu'une dévotion totale à la matière et au physique est également erronée, mais nous ne devons jamais perdre de vue le fait palpable qu'à moins d'avoir une base physique ou matérielle adéquate, stable, naturelle et bien réglée, nous ne pourrons atteindre tous les idéaux. Des ajustements physiques appropriés permettent la réalisation d'idéaux réalisables. Les idéaux irréalisables sont des chimères poursuivies dans l'avenir, tandis qu'un monde qui devrait être humain et heureux attend dans le vice et la misère. Je crois comprendre que le Dr Long pense que la réduction de ce vice et de cette misère, l'augmentation du bonheur humain et l'amélioration de la santé sont des travaux appropriés pour accompagner la foi en l'Arbitre de nos destinées.

S'il développe ainsi son idée de l'intégrité de l'univers, je suis entièrement d'accord avec lui. Son livre, puisqu'il décrit les nombreux détails d'une vie sexuelle normale, ne peut être vendu, grâce à notre public pudibond, qu'à la profession. Je crois qu'il devrait être vendu au grand public comme il l'a été autrefois à sa petite communauté.

Malgré des idéaux imparfaits, l'Orient a perduré, alors que nous, Occidentaux, devenons rapidement décadents. En apprenant des Hindous quelque chose de l'art de l'amour et de la vie naturelle des gens mariés, nous pouvons perpétuer notre civilisation. En adoptant le meilleur de notre transcendantalisme, ils peuvent atteindre un développement plus élevé que celui que nous avons encore atteint.

Le temps est venu pour un livre comme celui-ci d'attirer l'attention des médecins, car un public éveillé exige maintenant d'eux, en tant que conservateurs de la vie et directeurs de la vie physiologique, des directives explicites sur tout ce qui concerne la profession de médecin, sans omettre les détails intimes, complexes, longtemps tabous et dédaignés de la vie sexuelle et de la procréation.

Docteur W.F. ROBIE

SOMMAIRE

INTRODUCTION

Par le Dr W.F. Robie, auteur de "The Art of Love" (L'art de l'amour)

Besoin d'informations sur le sexe et l'amour - Ignorance actuelle des relations sexuelles - Les informations sur le sexe améliorent la santé, prolongent la vie, promeuvent la vertu, augmentent le bonheur - Besoin de discussions sur le sexe - Ce livre décrit les détails d'une vie sexuelle normale, l'art de l'amour et donne des instructions explicites sur les aspects intimes de la vie sexuelle.

AVANT-PROPOS

Répond aux problèmes de la vie sexuelle dans les relations délicates du mariage-La plupart des gens sont trop timides pour révéler les raisons de leurs difficultés sexuelles-Connaissance dans un livre moins embarrassant à obtenir-Jamais auparavant les gens n'ont pu trouver les faits qu'ils voulaient le plus savoir-Ce livre préparé spécialement pour aider les maris et les femmes à vivre une vie sexuelle saine-leur donne des faits que toutes les personnes mariées devraient connaître-Explique comment utiliser cette information pour faire du mariage un succès-Spécialement précieux pour les nouveaux mariés s'il est lu pendant la lune de miel-Ceux qui sont maintenant mariés et qui ne s'entendent pas bien trouveront dans ce livre un soulagement à la souffrance et au malheur.

INTRODUCTION EXPLICATIVE

Enseignements erronés sur la sexualité-Enfants élevés dans l'ignorance sur les questions sexuelles-Aucune information donnée par les parents, les écoles, les églises-Mais les enfants le découvriront même s'ils s'adressent à des sources erronées-Quelqu'un doit dire la vérité-Ce livre le fait.

L'ARGUMENT ET L'INFORMATION

Jusqu'à récemment, c'était un crime de donner des informations sur les relations sexuelles - Les informations sur le sexe sont refusées par égoïsme ou par pudibonderie - C'est une erreur, car le sexe est de la plus haute importance pour les êtres humains - Des maladies, des crimes et des malheurs résultent du fait que les gens sont forcés d'ignorer les informations dont ils ont besoin - Condamnés à souffrir de tortures alors qu'ils pourraient jouir de plaisirs - Le sexe est propre et naturel - Les informations sur le sexe peuvent enfin être données librement - Les conseils contenus dans ce livre sont tirés de l'expérience personnelle et professionnelle.

L'ATTITUDE MENTALE CORRECTE

Des informations précises sont maintenant données qui aideront les maris et les femmes à trouver un bonheur perpétuel et croissant tout au long de leur vie-Devoir des mariés de se familiariser avec les besoins sexuels de l'autre Aucun homme ou femme ne devrait avoir honte de sa constitution sexuelle-Ils devraient être fiers de leurs fonctions sexuelles et de leur virilité-Lisez ce livre sans honte ni choc-Il est essentiel pour la vie d'obtenir une vérité honnête sur ces questions.

LES ORGANES SEXUELS

Les organes sexuels masculins sont le pénis et les testicules - Taille et forme du pénis au repos et pendant l'excitation sexuelle - Position des testicules - Pourquoi un testicule est plus grand - Régions pubiennes chez l'homme et la femme. Les organes sexuels féminins sont la vulve, le canal vaginal, l'utérus et les ovaires-Longueur du canal vaginal comparée à celle du pénis distendu-Taille et formation de l'utérus-Position des ovaires.

FONCTION DES ORGANES SEXUELS

Objectif premier du sexe dans l'espèce humaine - La vie est le résultat de l'union de deux forces - La naissance est la même chez les êtres humains que dans les autres formes de vie - Processus de conception chez la femme - Comment l'ovule féminin est fécondé par l'homme - Début et fin de la puberté chez la femme.

La menstruation, sa cause et sa signification - Quand l'ovule peut être fécondé - Origine du sperme chez l'homme - Fonction de la prostate - Ce qu'est le sperme - Pour la naissance d'une nouvelle vie, l'union des organes sexuels masculins et féminins est nécessaire - Les glandes du pénis chez l'homme et du clitoris chez la femme sont des points focaux "excitants" - L'apogée du coït.

L'utilisation des organes sexuels pour produire une progéniture est la même chez l'homme que chez l'animal - Une façon dont les êtres humains diffèrent des animaux dans les relations sexuelles - Le coït n'est possible chez les animaux qu'en période de rut - Chez les êtres humains, le coït est possible à tout moment - Ce que cette différence signifie pour le bonheur - La base d'un véritable succès dans le mariage - Les personnes mariées peuvent atteindre les conditions les plus élevées du mariage lorsqu'elles savent et pratiquent ce qui est juste dans la sexualité - Aucun "droit" n'est conféré dans les relations sexuelles par le biais de la cérémonie du mariage.

Différentes conceptions des relations sexuelles en vue du bonheur - Cadenas empêchant l'exercice des fonctions sexuelles - Effet des mensonges sur les relations sexuelles - Mariées innocentes et maris bienveillants - Les divergences d'opinion des mariés entraînent de terribles préjudices lors de la nuit de noces - Un enseignement erroné entraîne souvent le "viol de la nuit de noces" - Comment une connaissance précise permet d'éviter ce choc à la mariée et d'assurer un bonheur parfait - Le deuxième type de coït, réservé aux seuls êtres humains, peut apporter le bien-être physique, mental et spirituel le plus grand possible.

L'ACTE DU COÏT

Le coït se compose de quatre parties ou actes - C'est là que commencent les quatre-vingt-dix-neuf centièmes de tous les problèmes conjugaux - Généralement la faute du mari due à l'ignorance ou à l'imprudence.

Première partie de l'acte coïtal-Différence entre les hommes et les femmes dans le temps nécessaire à la préparation sexuelle-Les femmes sont généralement plus lentes-Débit prostatique et sécrétion précoïtale-Le coït est nuisible lorsque l'un des partenaires n'est pas totalement prêt pour l'union sexuelle-La prise de temps est la caractéristique la plus importante-Informations spéciales pour les jeunes mariés-La peur de la femme de " quelque chose de nouveau " et de la grossesse-Le mari ne doit pas insister sur ses " droits peur de "quelque chose de nouveau" et de la grossesse - le mari ne doit pas insister sur ses "droits" [pg 10]- les maux qui découlent de cette attitude erronée - le vrai mariage basé sur l'amour mutuel - la clé du bonheur conjugal - l'amour conjugal nécessite une attention continue de la part du mari et de la femme - instructions pour l'exécution de la première partie de l'acte du coït.

Deuxième partie de l'acte coïtal - Nombreuses positions possibles - Meilleure position - Instructions pour l'exécution de la deuxième partie de l'acte coïtal.

Troisième partie de l'acte coïtal - Une erreur commune commise par de nombreuses épouses, en particulier les jeunes mariées - Nécessité d'une liberté totale de la part de la femme - Durée nécessaire - Compétence et intensité requises de la part du mari et de la femme - Instructions pour l'exécution de la troisième partie de l'acte coïtal.

Quatrième et dernière partie de l'acte du coït - Lorsqu'il est accompli correctement, c'est la plus grande des expériences humaines - Ce qui arrive à l'homme - Ce qui se passe chez la femme - Aucun lien avec la possibilité d'une grossesse - Conçu par la nature spécialement pour la satisfaction et le plaisir de la femme - Instructions spéciales pour le mari et la femme - Examen des quatre parties de l'acte du coït.

LA PREMIÈRE UNION

Conditions particulières à prendre en compte lorsque la mariée doit avoir son premier rapport sexuel - Son état d'esprit - Nécessité d'une meilleure connaissance - Ce que la mariée et le marié doivent savoir sur les organes sexuels de la femme, leur emplacement, leurs parties, leur construction, leur sensibilité - Comment la forme et la taille de la bouche indiquent la forme et la taille des organes sexuels de la femme.

L'hymen ou "tête de jeune fille" - Signification de sa présence ou de son absence - Comment il peut être enlevé sans danger ni douleur - La première union doit être accomplie par le désir et l'effort mutuels - Chances de conception dans le coït - Désir d'enfant.

Le droit d'avoir des enfants quand on le souhaite - une question de choix - Différence entre infanticide, avortement et prévention de la grossesse - Comment le mari et la femme peuvent savoir s'il n'y a pas de danger de fécondation - Une règle du coït qui ne devrait jamais être violée - Quelles informations sur la grossesse peuvent être tirées des règles - La plupart des femmes ont deux semaines de "temps libre" par mois - L'absence de peur est un accomplissement qui ajoute au bonheur du mariage.

L'ART DE L'AMOUR

Doit être appris et maîtrisé parce que les partenaires dans le mariage ne sont souvent pas assortis physiquement ou psychiquement-Cas ordinaires d'inadéquation physique-La différence de taille des organes sexuels peut produire des résultats malheureux-Comment découvrir l'inadéquation physique-Comment la corriger-Instructions pour surmonter l'inadéquation physique.

La non-concordance psychique - Les différences entre les hommes et les femmes sont source de grande insatisfaction si elles ne sont pas connues et corrigées - Instructions pour corriger la non-concordance psychique si le mari est fautif ; si la femme est fautive - Prolonger la durée de la première partie du coït - Induire un flux pré-coïtal chez la femme - Il est essentiel que la première partie du coït soit poursuivie jusqu'à ce que la femme soit prête pour la deuxième partie - Nécessité pour le mari de connaître les moyens de prolonger la durée de la troisième partie du coït - "Garder la casquette" - Ce que la femme peut faire pour corriger la non-concordance physique et psychique.

La stimulation sexuelle est juste et saine - Instructions en cas d'impossibilité d'avoir des relations sexuelles normales - Informations spéciales sur la stimulation sexuelle pour les jeunes mariés - Un complément précieux aux connaissances en matière de sexualité.

COITUS RESERVATUS

Une étreinte amoureuse mentale et spirituelle - L'épanouissement de la cour - Particulièrement utile lorsque la femme n'est pas "libre" - Valeur de la stimulation sexuelle si elle n'est pas poussée à l'excès.

Fréquence du coït - Hommes qui s'épuisent - Femmes qui épuisent leurs maris - Inadéquation du tempérament et du désir sexuel - Comment y remédier - Femmes anesthésiées par le désir sexuel, et comment y remédier - Impuissance chez l'homme.

Jusqu'à quel âge le coït peut-il être pratiqué avec bénéfice pour la santé - Danger de l'arrêt du fonctionnement sexuel - Organes sexuels capables de fonctionner jusqu'à un âge avancé - Désirs sexuels chez les femmes après un "changement de vie" - Preuve que l'art de l'amour doit être appris et qu'il peut apporter le bonheur tout au long de la vie.

PROPRETÉ

Nécessité de maintenir le corps propre, réaction sexuelle-Parties du corps que la femme doit veiller à maintenir propres-Parties du corps que l'homme doit veiller à nettoyer-Effet des odeurs de bouche et d'aisselles.

GROSSESSE

Un foyer complet avec des enfants - L'accomplissement suprême de la vie - Avoir des enfants doit être un choix délibéré des parents - Le bon moment pour avoir des enfants - Le danger d'attendre trop longtemps pour avoir des enfants - Quand le premier enfant doit-il naître - A quel âge les parents doivent-ils avoir des enfants ?

Le coït est-il conseillé pendant la grossesse ? Comment l'art de l'amour prévoit-il cette période ? Passions des femmes pendant la période de grossesse ?

CONCLUSION

Livre écrit dans le but d'aider l'amant à progresser vers la consommation divine - Deux instructions finales - Devenir maître de l'art de l'amour - Apprendre la science de la procréation.

A propos des personnes mariées qui ne peuvent pas avoir d'enfants - Un guide du bonheur - Les faits essentiels d'un vrai mariage.

AVANT-PROPOS

Aux membres de la profession médicale entre les mains desquels ce livre peut se trouver :

Les pages qui suivent ont davantage le caractère d'un manuscrit ou d'un entretien à cœur ouvert entre des personnes qui se font mutuellement confiance que celui d'un traité technique ou strictement scientifique du sujet traité ; et je ne peux pas faire mieux, pour toutes les parties concernées, que d'expliquer, dès le début, comment cela s'est produit et pourquoi j'ai décidé de laisser la copie pratiquement telle qu'elle a été rédigée à l'origine.

Comme presque tous les membres de notre profession qui pratiquent la médecine générale, j'ai reçu un certain nombre d'hommes et de femmes mariés, de maris et d'épouses, de patients et d'autres personnes, qui sont venus me voir pour me demander des conseils sur des questions relatives à leur vie sexuelle, lorsque ce problème se présentait à eux personnellement. Comme nous le savons tous, un grand nombre des cas les plus graves et les plus compliqués que nous avons à traiter trouvent leur origine dans ces relations délicates qui existent si souvent entre les personnes mariées, toutes classes et variétés confondues.

Pendant un certain nombre d'années, j'ai fait ce que j'ai pu pour ces clients, par des entretiens confidentiels et autres, mon expérience à cet égard étant probablement à peu près équivalente à celle de mes confrères médecins engagés dans le même type de travail. Il est inutile de dire que j'ai trouvé, comme vous l'avez sans doute trouvé dans les mêmes conditions, de nombreux obstacles qui empêchent d'obtenir des résultats satisfaisants par cette méthode de travail. Mes patients étaient souvent si réticents, ou timides et honteux, qu'il était souvent difficile d'obtenir les faits réels dans leur cas, et, comme nous le savons tous, beaucoup d'entre eux, pour ces raisons et d'autres, cachaient plus qu'ils ne révélaient, empêchant ainsi les éléments les plus vitaux et les plus significatifs de leur cas individuel d'être mis en évidence. Toutes ces choses, bien sûr, ont eu tendance à aggraver les problèmes, ou n'ont abouti à rien qui vaille vraiment la peine d'être fait.

Après quelques années de ce genre d'expérience, et après avoir beaucoup réfléchi à la situation, je suis arrivé à la conclusion qu'un très grand pourcentage de tous les problèmes que mes clients et moi-même devions affronter était presque entièrement dû à l'ignorance de ceux qui venaient me consulter ; et comme la connaissance est toujours l'antidote de l'ignorance, je suis arrivé à la conclusion que, s'il était possible de "mettre ces gens au courant" là où ils sont actuellement si mal informés, je pourrais immédiatement leur éviter beaucoup de mal et moi-même beaucoup d'ennuis et de désagréments.

De plus, je me suis souvenu avoir entendu un jour un homme sage dire que souvent "ce qui ne peut être dit peut être chanté" ; et j'ai réalisé qu'il est tout aussi vrai que beaucoup de choses qui seraient gênantes, ou embarrassantes, si elles étaient dites à une personne, face à face, pourraient lui être communiquées par écrit en toute impunité. J'ai constaté que cela était particulièrement vrai pour mes patientes, dont certaines pouvaient soupçonner une mauvaise intention à partir de propos tenus dans une conversation privée, alors qu'elles n'auraient pas de telles craintes ou de tels doutes si elles lisaient les mêmes mots sur une page imprimée. Ce sont ces considérations qui m'ont suggéré de rédiger les pages suivantes.

D'autres raisons encore m'ont poussé à agir comme je l'ai fait : Vous voyez tout de suite, si vous vous arrêtez pour y réfléchir, que la mise par écrit des connaissances que je me proposais de transmettre était vraiment une nécessité pour moi, en raison du *gain de temps* qui en résulterait. Pour obtenir des résultats valables dans ce domaine, je devais parler de tant de choses qu'ils ignoraient totalement ; et parler de tant de choses, de bouche à oreille, à chaque patient, *prend du temps - tant de* temps, si le travail est bien fait, et il vaudrait mieux ne pas le faire du tout s'il n'est pas bien fait. J'ai donc été contraint d'écrire ce que je voulais enseigner à mes patients.

Permettez-moi d'ajouter que j'ai été contraint d'écrire ces choses pour mon peuple comme je l'ai fait, parce que, dans toute la littérature sur ce sujet vital, je ne connaissais rien qui puisse leur dire exactement ce qu'il me semblait qu'il fallait leur dire, et ce qu'ils devaient savoir.

C'est ainsi que j'ai rédigé le manuscrit qui figure dans les pages suivantes. Je ne l'ai pas écrit d'emblée tel qu'il se présente aujourd'hui, car l'expérience m'a montré, de temps à autre, où mes premiers efforts pouvaient être modifiés et améliorés. Ce qui est présenté ici est donc le résultat de nombreuses démonstrations pratiques de la valeur réelle du contenu du manuscrit.

Ma méthode d'utilisation a été la suivante : Comme je l'ai déjà suggéré, ce que j'ai écrit a été préparé dans le seul et unique but d'aider les maris et les femmes à mener une vie sexuelle saine et salutaire - leur donner les connaissances nécessaires pour ce faire ; la connaissance d'eux-mêmes et de l'autre en tant qu'êtres sexuels ; les idées correctes concernant cette bonne manière de vivre ; désabuser leur esprit des mauvais enseignements sexuels, ou de l'absence d'enseignement, de l'ignorance, de la pudibonderie, de l'insouciance ou de la luxure - en un mot, leur transmettre les choses que toutes les personnes mariées saines d'esprit devraient savoir, et les aider à les mettre en pratique, dans la mesure de leurs capacités respectives.

(Je devrais peut-être dire qu'il n'y a pas une ligne de ce que j'ai écrit qui traite du sujet des maladies vénériennes, quelles qu'elles soient. Ce domaine est déjà si bien couvert par une littérature spécialement consacrée à ce sujet qu'il n'est pas nécessaire que je dise un mot pour le rendre aussi satisfaisant que possible, dans la mesure où les découvertes à ce sujet ont progressé. Ma tentative est de faire du mariage un succès plus grand qu'il ne l'est actuellement, dans les conditions existantes ; et nous savons tous qu'il y a là un champ illimité d'exploration et d'exploitation).

D'une manière générale, j'ai trouvé que ce que j'ai écrit était particulièrement utile à deux catégories de mes clients : D'une part, les "jeunes mariés" et, d'autre part, ceux qui sont mariés depuis plus ou moins longtemps et qui "ne s'entendent pas bien". Un mot ou deux sur chacune de ces catégories :

Un vieux dicton dit qu'"une once de prévention vaut une livre de remède", et dans aucune autre expérience de la vie cela n'est aussi vrai que dans les maux auxquels les personnes mariées sont particulièrement sujettes. De nombreux jeunes mariés ont gâché les possibilités de bonheur de toute une vie lors de leur "voyage de noces" ; et il est de notoriété publique pour les membres de notre profession que la grande majorité des jeunes mariées sont pratiquement violées lors de leur entrée dans la relation conjugale. De plus, nous savons tous que ces choses sont telles qu'elles sont principalement dues à l'ignorance des parties concernées, plutôt qu'à leur intention délibérée de faire le mal. On les a laissés voyager, seuls et sans guide, sur un chemin inconnu, semé d'embûches et de précipices, où des dangers les guettaient à chaque pas qu'ils faisaient. C'est pour eux que j'ai trouvé que ce que j'ai écrit était d'une grande aide au moment où ils en avaient le plus besoin ; et les remerciements que j'ai reçus de ces personnes ont été au-delà du pouvoir des mots pour les exprimer.

En ce qui concerne le meilleur moment pour remettre ces informations aux jeunes mariés, mon expérience a varié en fonction de la personnalité des intéressés. Dans certains cas, j'ai mis la copie entre leurs mains quelque temps avant leur mariage ; dans d'autres, pas avant un certain temps après ; mais, en règle générale, j'ai obtenu les meilleurs résultats en mettant le manuscrit entre leurs mains juste au moment de leur mariage, et dans la plupart de ces cas, le plus grand succès est venu du fait qu'ils l'ont lu ensemble au cours de leur lune de miel. Cependant, il s'agit là d'une question sur laquelle je ne souhaite pas donner de conseils, et à propos de laquelle chaque praticien doit agir au mieux de son propre jugement.

Une fois de plus : Parce qu'il n'est pas sûr de supposer que les jeunes mariés possèdent déjà les *détails des* connaissances essentielles qu'ils devraient posséder, et parce que ces *détails* sont le *cœur même* de toute l'affaire, j'ai rendu ces détails aussi simples et explicites que possible, plus que ce qui pourrait sembler nécessaire au lecteur professionnel. Mais mon expérience a prouvé que j'étais sage à cet égard, car ces détails ont sauvé la mise dans plus d'un cas, comme l'ont souvent témoigné les parties qui m'ont fait part de leurs observations après avoir lu ce que j'ai écrit. Parfois, les mariés ne gardaient l'exemplaire que quelques jours et ne le lisaient qu'une seule fois ; mais, en règle générale, ils tenaient à le conserver pendant un certain temps et à le relire plusieurs fois, en particulier certaines parties, jusqu'à ce qu'ils soient bien au courant de tout ce qu'il contient. J'ai également constaté ( ) que ceux qui avaient reçu de l'aide à la suite de la lecture du manuscrit étaient heureux d'en parler à d'autres de leurs amis, et que le cercle s'élargissait ainsi constamment.

Bien sûr, tous les jeunes mariés ne sont pas capables de lire ce livre avec profit pour eux-mêmes ou pour quelqu'un d'autre ; mais beaucoup d'entre eux le sont, et ils devraient avoir le privilège de le faire. Votre bon sens et votre expérience détermineront qui sont ces derniers, et vous pourrez les favoriser comme ils le méritent. C'est pour cette raison que ce livre ne peut être utilisé que professionnellement et qu'il a besoin de la main d'un médecin expert pour s'assurer qu'il ne parvienne qu'à ceux qui peuvent bénéficier de sa lecture.

En ce qui concerne l'autre catégorie de lecteurs, ceux qui ne se sont pas bien entendus dans leur relation conjugale (et nous savons tous que leur nombre est légion), mon expérience de la transmission de ce que j'ai écrit a été très variée ; mais, dans l'ensemble, les résultats ont été bons - et souvent excellents. Bien sûr, il est plus difficile de corriger les erreurs que de les prévenir ; mais comme la plupart des erreurs auxquelles j'ai eu à faire face parmi cette catégorie de patients avaient été commises par ignorance plutôt qu'autrement, j'ai constaté que l'établissement de la connaissance dans les locaux a généralement apporté un soulagement là où, auparavant, il n'y avait que souffrance et malheur.

Une autre façon dont j'ai trouvé la copie très utile dans ces cas de relations conjugales insatisfaisantes est le fait que, souvent, par les parties *lisant la copie ensemble*, elles sont parvenues à une compréhension mutuelle et ont établi un *modus vivendi* qui n'aurait pas pu être atteint d'une autre façon. Lorsque ces parties consultent leur médecin séparément, l'une ou l'autre d'entre elles risque fort d'avoir des préjugés, et elles se réuniraient rarement, voire jamais, pour consulter un médecin au sujet de leurs problèmes. Mais la *lecture commune de ce livre* crée une situation qui est très susceptible de servir au mieux les intérêts de toutes les parties concernées. Il est certain qu'en aucun cas la lecture du livre n'a aggravé une situation difficile et que, dans de nombreux cas (en fait dans presque tous), elle a été d'une valeur et d'un bénéfice inestimables pour les lecteurs.

Et parce qu'il en est ainsi, parce que ce que j'ai écrit a prouvé sa valeur dans de nombreux cas, j'ai finalement décidé de donner à ce texte un champ d'application plus large pour qu'il puisse être utilisé par d'autres membres de la profession que moi-même. Je le confie à mes confrères en étant certain qu'ils l'utiliseront avec sagesse et discrétion auprès de leurs patients, et j'espère qu'ils obtiendront ainsi, pour eux et pour les leurs, les excellents résultats que j'ai obtenus, moi et les miens, dans ce domaine, au cours des années qui viennent de s'écouler.

Je devrais peut-être préciser que la typographie quelque peu unique du livre, le pourcentage élevé d'italiques et les quelques mots en majuscules qui apparaissent dans les pages, proviennent d'une duplication de la copie que j'ai utilisée avec mes patients. J'ai rédigé la copie originale de cette manière afin de mettre l'accent sur des points particuliers pour mes lecteurs, et je pense que les résultats obtenus sont en grande partie dus à la forme typographique emphatique du livre. Cette forme typographique donne une sorte de touche personnelle à ce qui est ainsi présenté à l'œil du lecteur, ce qui tend à établir une relation de cœur à cœur entre l'auteur et le lecteur qui ne pourrait être atteinte d'aucune autre manière.

Tout au long du texte, j'ai évité d'utiliser des mots techniques, n'employant jamais un terme sans en expliquer la signification en termes simples dans les mots qui le suivent immédiatement. J'ai estimé qu'il s'agissait là d'une nécessité absolue pour écrire de manière à ce que le lecteur profane puisse comprendre, en disant des choses qui produiraient des résultats.

Je pourrais également dire que j'ai jugé nécessaire d'écrire l'"Introduction", qui traite du véritable sujet du livre, en grande partie pour que mes lecteurs adoptent une *attitude mentale* appropriée leur permettant de reconnaître et de comprendre raisonnablement ce qui suit. Les prémisses contiennent tellement d'enseignements erronés et d'idées biaisées qu'il a fallu les contrecarrer ou les éliminer, du moins dans une certaine mesure, avant que le reste de l'ouvrage ne puisse être lu correctement. D'après mon expérience, la préface, telle qu'elle est rédigée, a permis de mettre les lecteurs du livre dans une attitude mentale propice à son étude et à sa prise en compte. Pour le bien de la cause qu'il est censé servir et pour aider ceux qui ont besoin d'aide dans les affaires les plus sacrées et les plus importantes de leur vie, puisse ce livre poursuivre son chemin, sinon en se réjouissant lui-même, du moins en réjouissant la vie et le cœur de tous ceux qui liront ce que contiennent ses pages.

H.W.L.

I. UNE INTRODUCTION EXPLICATIVE

Un pieux chrétien m'a dit un jour : "J'ai du mal à concilier le sexe avec la pureté de la Providence." Il n'a jamais pu comprendre pourquoi Dieu s'est arrangé pour qu'il y ait quand même des relations sexuelles. Pourquoi n'aurait-il pas fait autre chose ? Pourquoi les enfants ne seraient pas venus d'une autre manière.

Regardez le mal que le sexe a causé. La plupart des actes de dévastation de l'histoire qui n'ont pas été commis pour l'argent l'ont été pour le sexe. Et même la dévastation qui a été faite et qui est faite pour l'argent avait, et a toujours, le sexe en arrière-plan. Enlevez le sexe de l'homme et vous aurez quelque chose de valable. Dieu devait être à court d'expédients lorsqu'il a conçu le sexe. Il semble bien que le Divin soit tombé cette fois-ci. Comme si l'infini était à bout de souffle. Comme si, pour une fois, l'habile créateur avait été pris en flagrant délit de sieste, ou qu'il avait, pour une fois, bâclé son travail.

Nous avions donc mon ami pieux. Et nous avions le médiévalisme. Et nous avions les ascètes. Et Dieu sait quoi d'autre. Trop de sexe dans certains endroits. Trop peu de sexe dans d'autres endroits. Des gens qui jurent et d'autres qui jurent. La prostituée donnant ce qui devait être gardé.

La vierge gardant ce qui devait être donné. Une force qui s'oppose à une autre force. Des forces qui s'opposent alors qu'elles devraient s'unir. À travers tout cela, la maternité a été mal comprise. Et la paternité incomprise. Le corps s'est déprécié au profit de l'âme. Et l'âme s'est dépréciée au profit du corps. Chaque enfant est une gifle à la vertu.

Avez-vous déjà essayé de voir d'où cela vient et où cela va ? Cette philosophie du déni vulgaire ? Cette philosophie de l'abandon vautré ?

Le courant chrétien a été pollué. Il s'est sali à l'ère du silence. Nous sommes censés nous taire. Nous ne devons pas donner de sexe. Nous élevons des jeunes dans une ignorance fatale. Ils posent toujours des questions. Mais nous ne répondons pas à leurs questions. L'église n'y répond pas. Ni l'État. Ni les écoles. Ni même les mères et les pères. Personne qui pourrait y répondre n'y répond. Mais elles ne restent pas sans réponse. On y répond. Et on y répond mal au lieu de bien. On leur répond en les souillant au lieu de les laver. Elles reçoivent une réponse blasphématoire au lieu d'une réponse révérencieuse. On y répond de manière à ce que le corps soit suspecté au lieu d'être digne de confiance.

Un garçon qui ne sait rien demande à un garçon qui ne sait rien. Une fille qui ne sait rien demande à une fille qui ne sait rien. Rien ne vient de rien. Les hommes qui ont été de tels garçons ne savent rien. Les femmes qui ont été de telles filles ne savent rien. De rien rien ne vient. Ils se sont familiarisés avec les circonstances du sexe. Ils sont parents. Ils ont fait de leur mieux. Mais elles n'ont jamais appris le sexe. Ils n'en ont jamais compris les fondements. Ils n'y sont jamais retournés, ni n'y sont allés de l'avant. Ils étaient perdus dans la nature. Ils existaient sans vivre. Ils prenaient le sexe comme ils prenaient le whisky. Ils respiraient une atmosphère de silence. Ils avaient dépassé les ascètes. Mais ils n'étaient pas devenus des hommes et des femmes. Ils ne refusaient pas le sexe. Mais tout en acceptant ses privilèges, ils semblaient encore le considérer comme une chose dont il ne fallait pas se glorifier. Le moins qu'on en dise, le plus vite on le répare. Les mères et les pères disaient à leurs enfants : "Tu le sauras bien assez tôt". Les enseignants disaient : "Posez vos questions à la maison." La maison dira : "Qu'est-ce qui t'a poussé à penser à de telles choses ?"

L'enfant se pose des questions. Qu'est-ce qui se passe avec le sexe pour que tout le monde ait peur d'en parler ? Qu'est-ce qui se passe avec mon corps pour que je n'ose pas en parler ? Mon corps me semble très beau. J'aime le regarder. J'aime le sentir. J'aime le sentir. Mais je suis toujours pressée de m'habiller. Mon corps est si mystérieusement précieux que je dois en prendre soin. Mais comment en prendre soin si je ne le connais pas ?

Je trouve que le fait d'avoir un corps a quelque chose à voir avec le fait d'être un père et une mère. Je veux être un père. Je veux être une mère. Mais comment être père ou mère si quelqu'un qui sait ne me dit pas ce qui précède la paternité et la maternité ? Je dois m'y préparer. Comment puis-je le faire si tous les livres sont fermés ? Comment le faire si je suis ignoré chaque fois que j'exprime ma curiosité ? N'y a-t-il personne nulle part qui soit honnête avec moi ?

Si je regarde le sexe à partir de ma propre âme, il semble que Dieu n'ait pas échoué, mais qu'il ait réussi. Comme quelque chose qui n'est pas pollué, mais purifié. Comme quelque chose qui a tout à voir avec la vie, au lieu d'une chose occasionnelle. Mais le monde secoue la tête. Le monde est méchant. Mais il prend des airs. Le monde a mangé. Mais le monde dit qu'il vaut mieux mourir de faim. Les gens diront qu'ils doivent être parents. Mais ils disent qu'ils le regretteront. Ils disent que le sexe est là. Ils disent que nous sommes confrontés à ses mandats ou à ses passions. Mais soyons aussi décents que possible avec l'indécence. Ne nous attardons pas sur ses marges. N'abusons pas de notre dissipation. Le sexe, c'est comme manger. Qui mangerait s'il n'y était pas obligé ? Dire que l'on apprécie un repas est charnel. Dire que l'on tire une certaine extase des désirs paternels et maternels est un aveu de dépravation. Le sexe, dans le meilleur des cas, est un péché.

Faire l'amour au mieux, c'est comme descendre. Ce sexe pourrait être une ascension. Le sexe peut être le seul moyen de croissance et d'expansion. Vous n'imaginez jamais cela ! Vous ne pensez qu'à la perdition. Vous avez peur d'envisager le paradis. Je peux m'enorgueillir de ce que je peux extraire de mon anatomie. Je ne dois pas parler de mon corps aussi franchement que de mon âme. Je dois soustraire mon corps à l'attention du public. De la discussion. De ses aveux instinctifs. Nos corps doivent être mis en cercueil. Traités comme des morts avant leur naissance. Considérés comme des commodités. Pas comme des entités essentielles. Le corps ne dure qu'un temps. L'âme est éternelle. Mais pourquoi ce petit moment n'est-il pas aussi sacré que l'éternité ? Ils ne le disent pas. Ils règlent cavalièrement le cas du corps contre lui-même.

C'est ainsi. Cette situation anormale pourrait faire l'objet d'une infinité de descriptions vivantes. Plus on regarde le gâchis dans lequel nous avons mis le sexe, plus il semble grave. *Quelqu'un doit pêcher.* Quelqu'un doit dire la vérité. Dans un monde de menteurs, qui sont les maris ? Dans un monde où les maris sont des menteurs ? *Quelqu'un doit dire la vérité.* Quelqu'un doit donner au sexe ce qui lui revient. *On ne peut pas donner à l'esprit ce qu'il mérite tant qu'on n'a pas donné au sexe ce qu'il mérite.* On ne peut pas accepter l'un et rejeter l'autre. Les deux vont de pair. Ils sont inséparables.

Vous parlez du corps et de l'âme comme si vous saviez où l'un s'arrête et où l'autre commence. Peut-être que ni l'un ni l'autre ne s'arrête et ne commence. Peut-être ne s'agit-il pas de deux choses mais de deux noms. Peut-être que lorsque vous mettez un corps dans une tombe, vous y mettez aussi une âme. Et peut-être qu'on n'y met ni l'un ni l'autre. Ce n'est pas si facile à dire.

Je ne vois rien de plus merveilleux dans ce que vous appelez le spirituel que ce que vous appelez la naissance physique d'un enfant d'une mère. Peut-être savez-vous tout cela. Moi, je n'en sais rien. Je n'en sais rien. Pour moi, c'est mystérieux. Pour moi, c'est la démonstration suprême du spirituel.

Comment un bébé naît d'un homme et d'une femme. Je veux que cela reste propre. Tout commence proprement. Pourquoi le corrompre ? Vous qui le dénigrez, vous le corrompez. Vous, les ascètes, n'importe où. Vous, les roues libidineuses, n'importe où. Vous la corrompez. Par vos excès. Vous qui ne dites jamais oui. Vous qui ne dites jamais non. Vous la corrompez.

Vous, parents. Vous, les professeurs. Vous, les prudes. C'est à vous que cela s'adresse. Qu'avez-vous à dire à ce sujet ? Vous avez fermé la question en tremblant. Je l'ouvrirais froidement. Vous avez réprimandé Dieu par le silence. Je loue Dieu par la parole.

II. L'ARGUMENTATION ET L'INFORMATION

Aucune excuse n'est présentée pour ce qui est dit dans les pages qui suivent, mais une brève explication est pratiquement nécessaire pour clarifier, dès le départ, les raisons pour lesquelles elles ont été écrites.

L'une des principales caractéristiques de l'espèce humaine est que les connaissances acquises par une génération peuvent être transmises aux générations suivantes et que, de cette manière, le progrès dans l'amélioration des résultats de la vie et l'adaptation des moyens aux fins peuvent progresser de manière régulière et fiable.

Une telle méthode d'évolution et de croissance n'est pas possible dans le règne végétal ou animal, où l'*instinct* est le seul moyen de transmission des connaissances acquises. C'est cette caractéristique qui différencie l'homme de tous les autres êtres créés.

Mais voici un fait curieux : dans un domaine de l'expérience humaine, dans tous les pays chrétiens civilisés, il a été considéré comme répréhensible, voire dans certains cas comme un délit pénal, passible d'une amende et d'une peine d'emprisonnement, que quelqu'un consigne ou transmette à quelqu'un d'autre les connaissances qu'il a pu acquérir sur les relations sexuelles au sein de la famille humaine.

Certes, il a été préservé, de temps à autre, un ensemble de connaissances *professionnelles* de ce type, élaborées et préparées par des médecins, mais *limitées strictement à cette catégorie de personnes*. Aucune tentative n'a été faite pour diffuser ces connaissances parmi ceux qui en ont le plus besoin, c'est-à-dire les gens ordinaires. Au contraire, tous les efforts possibles sont déployés pour les empêcher d'accéder à ces connaissances. Ceci est en totale contradiction avec la pratique concernant toutes les autres formes de connaissances humaines, qui consiste à diffuser, aussi largement que possible, toutes les données connues qui ont été obtenues jusqu'à présent.

Nous n'avons pas la place, dans ce petit volume, d'indiquer les raisons de cette situation anormale, mais la cause principale de son état, passé et présent, est fondée sur deux sources : La première est un égoïsme brutal qui a traversé les temps modernes à partir d'un passé sauvage ; la seconde est une sorte de pieuse pudibonderie.

Le résultat de ces causes a été de rendre tout le sujet du sexe dans la famille humaine, avec ses fonctions et sa mission dans les affaires humaines, ainsi que sa formation, sa discipline et son exercice appropriés, de rendre toutes ces choses *taboues*, quelque chose dont il faut avoir honte et qu'il faut ignorer autant que possible, et toutes les connaissances à ce sujet qu'une génération a été autorisée à transmettre à celles qui viennent après, peuvent être résumées en ces mots, à savoir : "*Tu ne dois pas*".

Il va sans dire que, dans la nature même des choses, *tout* ceci est aussi mauvais qu'il est possible de l'être ( ). En effet, de tous les phénomènes auxquels la race humaine est confrontée, celui qui revêt la plus grande importance, en ce qui concerne le bien-être de la race, est celui qui a trait à la sexualité des hommes et des femmes. Un grand pourcentage de tous les maux physiques de l'humanité et de la femme provient d'erreurs dans la vie sexuelle, et ce ne sont que des bagatelles comparées aux désastres mentaux et spirituels qui frappent l'humanité à partir de la même source. Il est probablement vrai que plus de la moitié de tous les crimes commis dans le monde civilisé sont plus ou moins directement liés aux affaires sexuelles, et il n'y a pas de cause aussi fréquente d'aliénation mentale que les aberrations sexuelles.

Et presque tous ces maux, crimes et malheurs sont dus à l'*ignorance* en matière de sexe dans laquelle les membres de la race sont forcés de vivre. Peu d'entre eux acquièrent des connaissances positives et définitives en la matière, et s'ils apprennent quelque chose de sûr, *ils le gardent pour eux*, inspirés qu'ils sont par une fausse croyance concernant la transmission légitime de ces connaissances ; ou bien, par une fausse modestie ou pudibonderie, ils sont empêchés de dire à qui que ce soit ce qu'ils ont découvert ou trouvé être la vérité en la matière. C'est ainsi que les gens trébuchent dans l'ignorance de ces questions vitales, génération après génération, répétant les erreurs de leurs prédécesseurs, sans qu'aucun progrès ne soit accompli au fil des ans. A cause de cet état de fait, des millions d'êtres humains meurent à chaque génération, et d'autres millions subissent les tortures des damnés de leur vivant, alors qu'ils devraient jouir des délices des élus, et qu'ils le feraient si seulement ils connaissaient les faits réels et agissaient en accord avec la connaissance qui devrait être la leur.

Mais les signes des temps ne manquent pas pour indiquer que ces conditions vont peu à peu changer. Le fait est que le monde intelligent commence à sortir d'une condition de conformité à l'avis de quelqu'un supposé parler avec autorité, pour entrer dans un domaine d'obéissance uniquement à une loi qui a pour fondement une base scientifique de connaissances réelles.

Depuis des temps immémoriaux, les relations sexuelles de la famille humaine ont été dirigées et déterminées par le clergé et par *ses* enseignements et pronunciamentos sur ce qui était convenable et juste. Il n'est pas nécessaire de dire des choses dures sur un tel fait ; cependant, il est vrai que, pour la plupart, tous les dictats de ces hommes ont pris naissance parmi ceux qui ne connaissaient rien des conditions *scientifiques* concernant le sujet sur lequel ils émettaient leurs mandats. C'est ainsi que l'aveugle a conduit l'aveugle, et les fossés de ces dernières années sont remplis à ras bord de cadavres et d'âmes d'hommes et de femmes qui, pour cette raison, y sont tombés.

Il ne doit pas en être toujours ainsi ! Il n'est ni sage ni juste que les questions essentielles de la vie humaine restent toujours une pierre d'achoppement et un rocher d'offense pour les enfants des hommes. Nous commençons à voir que le sexe n'est pas plus impur et qu'il ne faut pas refuser la connaissance scientifique, que n'importe quelle autre partie du corps humain - l'œil, l'oreille ou quoi que ce soit d'autre. En outre, les citoyens commencent à réclamer à cor et à cri une connaissance de ces questions pour eux-mêmes. Ceci est démontré par la fréquence des articles traitant de la sexualité dans les meilleurs journaux et magazines du monde civilisé, et par des discussions similaires dans la littérature, les ouvrages et les livres scientifiques qui sont maintenant entre les mains du commun des mortels. Cela se voit également dans les tentatives qui sont faites de temps en temps pour introduire le sujet de l'hygiène sexuelle dans nos écoles publiques et autres institutions éducatives. "Le monde bouge !

C'est pour ces raisons - parce qu'il est juste de vous transmettre, à vous et à ceux qui suivront, les connaissances sexuelles que l'auteur a acquises en lisant la littérature scientifique et professionnelle sur le sujet, en s'entretenant avec des hommes et des femmes qui savent, et par l'expérience personnelle et professionnelle - que ce qui suit a été écrit.

III. L'ATTITUDE MENTALE CORRECTE

Voilà pour les remarques générales concernant le sujet en question. Le but de ce qui suit est plus particulièrement de traiter de la question du mariage, *de dire quelque chose de précis aux jeunes maris et aux jeunes femmes qui leur sera vraiment bénéfique,* non seulement pour les lancer dans la voie nouvelle et non éprouvée dans laquelle ils se sont engagés, mais aussi pour les aider à faire de cette voie un royaume de joie perpétuelle et croissante pour les deux parties concernées, tout au long de son parcours, toute leur vie durant.

Il est donc dit, tout d'abord, qu'il est du devoir de tous les futurs mariés, avant de s'engager dans un commerce sexuel l'un avec l'autre, de se familiariser avec l'anatomie et la physiologie des organes sexuels des êtres humains, hommes et femmes, et de faire de l'acquisition de ces connaissances une affaire aussi sereine et factuelle que s'ils étudiaient la nature, la construction et les fonctions de l'estomac, ou les processus digestifs dans leur ensemble, ou la nature et l'utilisation de n'importe lequel des autres organes du corps humain. "Je suis clair et propre à l'intérieur et à l'extérieur ; chaque parcelle et partie de moi est claire et propre, et aucune partie ne doit être tenue pour plus sacrée ou préférée à une autre ( ). Car je suis divin, ainsi que tout ce que je suis et tout ce que je contiens.

Le jeune homme ou la jeune femme normale ferait exactement cela, poursuivrait l'étude de la sexualité de cette manière, si on ne lui avait pas enseigné, à maintes reprises, qu'il est impudique, pour ne pas dire indécent ou carrément méchant de faire cela. Toute leur vie, ils ont aspiré à posséder une telle connaissance ; dans la plupart des cas, plus que toute autre forme de sagesse qu'il leur était possible de s'approprier. Mais son acquisition a été placée hors de leur portée, et ce n'est que par les moyens les plus clandestins et souvent les plus méchants qu'ils ont atteint le peu qu'ils savent. Mais la citation faite dans le dernier paragraphe sonne la note clé de ce qui est *juste* en la matière, et le premier effort du lecteur de ces pages devrait être d'établir en lui-même la *condition d'esprit que ces lignes incarnent.*

Et il vaut mieux dire, dès à présent, que pour la plupart des jeunes, cela ne sera pas *facile à* faire. Le lecteur ne doit pas non plus se sentir honteux, chagriné ou en désaccord avec lui-même s'il constate qu'une telle situation existe chez lui. En effet, il n'a rien à se reprocher. Il s'agit d'un malheur et non d'une faute. Ce n'est que le résultat d'idées héritées et inculquées (le mot inculqué signifie *enfoncé*) auxquelles tous les jeunes "bien élevés" ont été soumis pendant des siècles ; l'idée étant que plus ils ont été maintenus dans le royaume de l'innocence, qui n'est qu'un autre nom pour l'ignorance, mieux ils sont "élevés". Et ce n'est pas une mince affaire que de s'arracher, de se détacher ou de s'arracher à une vision et à un état mental que l'hérédité et des années de contraintes rigoureuses ont développé. En effet, il faut souvent des mois, voire des années, pour se débarrasser entièrement de ces opinions et préjugés erronés, puissants et profondément ancrés.

Rappelez-vous ceci : *pour celui qui est pur, tout est pur.* Mais ne commettez pas l'erreur de penser que cette phrase si souvent galvaudée signifie que la pureté est synonyme de *vide !* Ce n'est pas le cas. Au contraire, elle est synonyme de *plénitude,* de *perfection.* Cela signifie que l'on doit posséder ce qu'il faut, et que ce qu'il faut doit être d'une qualité suprême. Ainsi, en étudiant pour obtenir une connaissance des organes sexuels et des fonctions sexuelles dans la famille humaine, le lecteur ne devrait pas essayer de se débarrasser de toute passion et de tout désir sexuel, mais, au contraire, de les rendre d'une sorte dont il peut être *fier,* plutôt que *honteux,* se réjouir, plutôt que de souffrir.

Ainsi, le lecteur de ces lignes doit d'abord adopter une *attitude mentale* correcte à l'égard de ce qui est sur le point d'être dit. Il faut bannir toute curiosité, mettre de côté toute idée de honte ou de choc (ces deux aspects seront plus difficiles à surmonter pour les jeunes femmes, en raison de leur formation à la fausse modestie et à la pudibonderie) et s'efforcer d'aborder le sujet dans un esprit respectueux, ouvert et consciencieux, comme quelqu'un qui souhaite, par-dessus tout, connaître la vérité honnête sur ces questions essentielles qui touchent à la vie humaine. Mettez-vous dans cet état d'esprit et *maintenez-le,* et ce qui est écrit ici sera lu avec plaisir et profit.

Une fois encore, car nous devons nous hâter lentement dans ces affaires délicates, si le lecteur se trouve indûment excité, ou peut-être choqué, en lisant certaines parties de ce qui est écrit ici, de sorte que son cœur batte trop vite ou que sa main tremble, il peut être bon de suspendre la lecture pendant un certain temps, de détourner l'esprit vers d'autres canaux pendant un certain temps, et de reprendre la lecture après avoir retrouvé l'équilibre et la maîtrise de soi. En d'autres termes, "*gardez la tête froide*" pendant que vous lisez ces leçons, et tout ira bien.

IV. LES ORGANES SEXUELS

Après ces mises en garde, la voie est libre pour faire des déclarations précises et donner des instructions positives.

Voici donc une brève description des organes sexuels de l'homme et de la femme. Dans un premier temps, seuls les noms des parties seront donnés, avec les légers commentaires et explications nécessaires pour rendre cette partie du sujet plus claire. Une description détaillée des fonctions et de l'exercice correct de ces organes sera donnée plus tard.

Les organes sexuels de l'homme se composent, en gros, du pénis et des testicules. Tous ces organes sont situés à la base de l'abdomen, entre les cuisses et sur la partie antérieure du corps. Le pénis est un organe charnu et musculaire, rempli de nerfs très sensibles et de vaisseaux sanguins qui sont capables de s'étendre beaucoup plus que n'importe lequel de leurs semblables dans d'autres parties du corps. Chez l'homme moyen, lorsqu'il est au repos ou non excité, cet organe mesure entre trois et quatre pouces de long et environ un pouce ou plus de diamètre. Dans cet état, il pend et est mou, retiré et peu visible. Dans son état excité ou tumescent (le mot tumescent signifie gonflé et est le terme technique pour décrire l'état d'érection du pénis), il devient plus large et rigide, sa taille dans cet état étant, en moyenne, de six ou sept pouces de long, et d'un pouce et demi à deux pouces de diamètre. Il est presque parfaitement cylindrique, légèrement plus épais à la base que dans sa partie antérieure.

Les testicules sont deux glandes en forme de rein, de la taille d'une grosse noix de caryer, et sont contenus dans une sorte de sac, ou poche, appelé le scrotum, qui est fait pour les transporter confortablement et en toute sécurité. Le scrotum est suspendu directement entre les cuisses, à la base du pénis, et contient les testicules, suspendus par des cordons vitaux accrochés à la partie supérieure du corps. Le testicule gauche pend un peu plus haut dans le sac que le droit, de sorte que, si les cuisses sont serrées l'une contre l'autre, un testicule glissera sur l'autre, évitant ainsi le risque de les écraser. C'est l'un des nombreux moyens que le créateur du corps humain a mis au point pour assurer la préservation des organes vitaux, un fait qui devrait inspirer à tous les êtres humains un profond respect pour la plus merveilleuse de toutes les formes de vie, le beau corps humain, le "temple de l'Esprit Saint".

La partie du corps sur laquelle se trouvent les organes sexuels, masculins et féminins, est appelée région pubienne. Elle est couverte de poils qui, chez les deux sexes, remontent jusqu'au bas-ventre. Il s'agit des poils pubiens, qui correspondent en général, en qualité et en quantité, aux poils de la tête, étant grossiers ou fins, doux ou hérissés, pour correspondre, dans chaque cas, au revêtement de la tête. Ces poils sont généralement plus ou moins bouclés et forment une couverture d'un pouce ou plus d'épaisseur sur toute la région pubienne, s'étendant entre les cuisses un peu au-delà du rectum. Dans certains cas, ces poils sont droits et soyeux et atteignent parfois une grande longueur ; on connaît des cas où ils ont atteint les genoux de certaines femmes. Une pilosité pubienne abondante et bien développée est un bien très prisé par les femmes, dont elles sont fières à juste titre, même si peu d'entre elles le reconnaîtraient, même à leurs propres yeux. C'est pourtant un fait.

Les organes sexuels féminins, d'une manière générale, sont les suivants : La vulve, ou partie extérieure des parties, le vagin, l'utérus et les ovaires. Tous ces organes, à l'exception du premier, se trouvent à l'intérieur du corps de la femme. La vulve est constituée de plusieurs parties qui seront nommées et décrites ultérieurement. Le passage vaginal est un tube ou un canal qui va de la vulve à l'utérus. Sa longueur et son diamètre correspondent presque exactement à ceux du pénis, avec une profondeur de six ou sept pouces, et une extension latérale qui permet l'entrée de l'organe mâle lorsque les deux sont réunis. Le passage vaginal s'ouvre et se termine dans la cavité utérine.

L'utérus est un sac en forme de poire qui est suspendu dans la cavité utérine par des cordons et des muscles depuis le haut. Il pend, le cou vers le bas, et mesure, en l'absence d'imprégnation, environ deux pouces et demi de diamètre dans sa partie supérieure, ou la plus large, se rétrécissant en un mince col à son extrémité inférieure. Il est dur et musclé dans son état de repos, rempli de nerfs délicats et très sensibles et de vaisseaux sanguins volumineux. À son extrémité inférieure, ou col, il s'ouvre directement dans le passage vaginal.

Les ovaires sont au nombre de deux et sont situés de chaque côté et au-dessus de l'utérus, dans la région des aines supérieures. Ce sont de petites glandes en forme d'éventail, reliées à l'utérus par de petits canaux appelés trompes de Fallope.

Comme nous l'avons déjà dit, les parties extérieures du corps, dans lesquelles se trouvent les organes sexuels féminins, sont couvertes de poils pour leur ornementation et leur protection.

Tels sont, en résumé, les organes sexuels masculins et féminins des êtres humains. Une description plus détaillée de ces organes, de leurs fonctions et de leur utilisation correcte peut être envisagée à présent.

V. LA FONCTION DES ORGANES SEXUELS

Il n'est pas nécessaire de préciser ici, car cela est de notoriété publique, que le but *premier* de la sexualité dans la famille humaine est la reproduction de la race. A cet égard, considérée simplement sous son aspect matériel ou animal, l'humanité ne diffère guère de toutes les autres formes de vie animée. Comme le dit Whitman, nous voyons "partout le sexe, partout le besoin de procréer". Les fleurs possèdent cette qualité, et avec elles toutes les formes végétales. Il en va de même dans le règne animal. Tout ce qui est créé est toujours "mâle et femelle".

Et les faits principaux de la reproduction sont pratiquement les mêmes, quel que soit le lieu où se produisent les phénomènes. Ici, comme partout ailleurs dans le monde, lorsqu'une nouvelle forme de vie apparaît, elle est toujours le résultat de l'union de *deux* forces, éléments, germes ou autres. Ces deux éléments diffèrent par leur nature et leur fonction, et chacun d'eux est incomplet et sans valeur en soi. Ce n'est que par la combinaison des deux que l'on obtient un nouveau résultat. C'est ce fait qui a conduit à l'expression la plus suggestive et la plus belle : "La dualité de toute unité dans la nature".

Il y a plusieurs siècles, un vieux philosophe latin a écrit la phrase désormais célèbre "*Omne ex ovo*", qui, selon la traduction de , signifie que *tout est issu d'un œuf.* C'est pratiquement le cas de toutes les formes de vie. Leur point de départ est toujours un ovule, c'est-à-dire un œuf. À cet égard, la reproduction des êtres humains est la même que celle de toute autre forme de vie.

Dans ce processus de production d'une nouvelle forme de vie, la femelle est toujours la source de l'œuf, d'où sortira la nouvelle création. Toutefois, cet œuf est stérile en soi et il faut lui donner vie en mêlant à son germe un élément que seul l'homme peut produire et fournir. Cet élément est techniquement connu sous le nom de sperme ou de spermatozoïde. Sa fonction est de féconder le germe dormant dans l'ovule produit par la femelle, et de donner ainsi naissance à une nouvelle forme de vie indépendante. Cette forme de vie, ainsi démarrée, grandit selon les lois de son devenir de plus en plus, jusqu'à ce que, à l'expiration d'une période fixe, qui varie beaucoup selon les animaux, elle devienne un jeune individu complet, de la nature et du genre de ses parents. La fécondation de l'ovule chez la femelle est appelée conception ; son état de croissance est appelé gestation, et sa naissance, lorsqu'il devient un être distinct, est appelée parturition. Dans son état de croissance et avant sa naissance, la nouvelle forme de vie est appelée fœtus.

Or, c'est la fécondation de l'ovule chez la femme (et à partir de maintenant, on ne parlera plus que du mâle et de la femelle dans la famille humaine) par le mâle, chez la femme, par l'homme, qui est d'un intérêt et d'une importance suprêmes pour les deux parties concernées par la production de ce résultat. La manière dont cette est obtenue est essentiellement la suivante :

Comme nous l'avons déjà dit, l'ovule infertile est produit par la femme. Cette production commence à l'âge de la puberté, c'est-à-dire lorsque les poils commencent à pousser sur les parties pubiennes du corps féminin. La date d'apparition de ce phénomène dans la vie féminine varie de neuf ou dix ans à quinze ou seize ans. La moyenne, pour la plupart des filles, est de quatorze ans. C'est à cette époque que commence la formation des ovules dans le corps féminin et elle se poursuit, chez la plupart des femmes, à intervalles réguliers d'une fois tous les vingt-huit jours, sauf pendant la grossesse et l'allaitement, pendant une période d'environ trente ans. Pendant tout ce temps, dans des conditions favorables, l'ovule produit par la femme peut être fécondé s'il rencontre le spermatozoïde de l'homme.

D'une manière générale, cette rencontre entre l'ovule infertile de la femme et le spermatozoïde de l'homme peut se faire de la manière suivante :

Les ovules sont produits par les ovaires (le mot ovaire signifie producteur d'ovules) où ils se développent lentement à partir des cellules qui proviennent de ces glandes. Lorsqu'ils ont atteint leur maturité ou qu'ils sont prêts à être fécondés, ils sortent des ovaires et descendent dans l'utérus par les trompes de Fallope. Comme nous l'avons déjà dit, ce passage des ovules des ovaires vers l'utérus se produit tous les vingt-huit jours et s'effectue par un écoulement de sang plus ou moins abondant, une sorte d'hémorragie, qui entraîne les ovules dans les trompes de Fallope, les et les dépose dans l'utérus. Ce sang, après avoir accompli sa mission de transport des ovules dans l'utérus, s'échappe du corps par la voie vaginale et est soigné par le port d'un bandage entre les cuisses. Cet écoulement de sang se poursuit pendant environ cinq jours et est appelé flux menstruel ; cette période de la vie d'une femme est connue sous le nom de période menstruelle. Elle est ainsi nommée en raison de la régularité de sa récurrence, le mot *mensa* signifiant un *mois*. Dans le langage courant, ces périodes sont souvent appelées "menstruations".

Une fois que l'ovule a atteint l'utérus, il y reste pendant une période d'environ dix jours, après quoi, s'il n'est pas fécondé pendant cette période, il sort de l'utérus et passe dans le vagin, puis quitte le corps. Mais si, à tout moment après qu'il est mûr pour la fécondation, c'est-à-dire à partir du moment où il commence son voyage des ovaires à l'utérus, et pendant qu'il est dans l'utérus, l'ovule est rencontré par le spermatozoïde mâle, il est *susceptible d'être* fécondé - la conception est possible. Il s'agit là de faits de la *plus haute importance*, qui doivent être parfaitement compris et gardés à l'esprit par toutes les personnes mariées qui souhaitent vivre heureuses ensemble, comme nous le verrons par la suite.

Voilà pour la partie féminine de la rencontre de l'ovule et du spermatozoïde. La partie masculine de cet acte mutuel est la suivante :

Les spermatozoïdes proviennent des testicules. Chaque spermatozoïde est une entité individuelle et *plusieurs milliers d'*entre eux sont produits et prêts à être utilisés à *chaque rencontre entre les* organes génératifs masculin et féminin . Si l'*un* de ces innombrables spermatozoïdes entre en contact avec l'ovule non fécondé dans l'utérus, la conception est *susceptible d'*en résulter.

Ces spermatozoïdes sont si petits qu'ils ne sont pas visibles à l'œil nu, mais ils sont facilement observables à l'aide d'un microscope. Leur forme ressemble beaucoup à celle des têtards à leur premier stade.

À la base du pénis, bien en haut dans le corps de l'homme, il y a une grande glande qui entoure le pénis comme un anneau épais et qui s'appelle la prostate. Elle sécrète un liquide muqueux qui a l'apparence et la consistance du blanc d'un œuf. Près de cette glande, qui en fait presque partie, se trouve une poche dans laquelle la sécrétion muqueuse de la prostate est versée et où elle est conservée, prête à l'emploi, pour accomplir sa part de l'acte germinal.

Or, ce liquide muqueux, qui provient de la prostate, a pour fonction de constituer un "milieu de transport" pour les spermatozoïdes qui proviennent des testicules. De petits canaux partent des testicules et aboutissent dans la poche qui contient le liquide prostatique. Ce sont les canaux séminaux, par lesquels les spermatozoïdes passent des testicules à la poche prostatique. Là, ils se mêlent au liquide prostatique, dans lequel ils peuvent se déplacer librement et grâce auquel ils peuvent être transportés partout où ce liquide se rend. La combinaison du liquide prostatique et des spermatozoïdes est appelée "sperme".

Au microscope, une simple goutte de sperme révèle une multitude de spermatozoïdes nageant sur dans le milieu prostatique. C'est sous cette forme que l'élément vital masculin rencontre l'ovule féminin infertile. Cette masse de germes vivants et mobiles est déversée tout autour de la région où se trouve l'ovule en attente de fécondation, et chacun d'entre eux semble "se précipiter comme un fou" pour trouver ce pour quoi il a été envoyé, c'est-à-dire rencontrer et féconder l'ovule. La manière de déposer le sperme là où il peut entrer en contact avec l'ovule est la suivante :

Pour que ce mélange des sources de vie masculines et féminines soit possible, il est nécessaire qu'il y ait une union des organes de génération masculins et féminins. Pour une telle rencontre, le pénis est rempli de sang, tous ses vaisseaux sanguins étant distendus au maximum de leur capacité, jusqu'à ce que l'organe devienne robuste et dur, et plusieurs fois sa taille dormante, comme nous l'avons déjà dit. Dans cet état, il est capable de pénétrer au plus profond du vagin de la femme, qui est de nature à contenir parfaitement l'organe mâle dans cet état d'hypertrophie et de rigidité. Dans ces conditions, le pénis est inséré dans le canal vaginal élargi et distendu. Une fois réunis, l'homme et la femme entament et poursuivent un mouvement mutuel de va-et-vient, ou en partie d'entrée et de sortie, qui agrandit encore les parties et les porte à un degré encore plus élevé de tension et d'excitation. Certains supposent que ce mouvement de friction des parties développe un courant électrique, dont la tension augmente au fur et à mesure que l'acte se poursuit, et que c'est la mission du poil pubien, qui est un non-conducteur, de confiner ces courants aux parties en contact.

Ces organes comportent deux autres glandes, l'une chez l'homme et l'autre chez la femme, qui remplissent une fonction des plus merveilleuses dans cette partie de l'acte sexuel. Il s'agit du "gland du pénis" chez l'homme et du "clitoris" chez la femme. Le premier est situé à l'apex de l'organe mâle, et l'autre à la partie supérieure, médiane et extérieure de la vulve. Ces glandes sont recouvertes d'une cuticule très délicate et sont remplies de nerfs très sensibles. Au fur et à mesure que l'acte progresse, ces glandes deviennent de plus en plus sensibles et nerveusement surchargées, jusqu'à ce que, au moment de l'orgasme, elles provoquent une sorte d'explosion nerveuse des organes concernés. Ce point culminant est appelé "orgasme" dans le langage scientifique. Chez la plupart des hommes et des femmes, on parle de "dépense".

Chez l'homme, cet orgasme fait que le sperme, qui est resté jusqu'à cet instant dans la poche de la prostate, est soudainement chassé de ce lieu de dépôt et projeté en jets, avec une force spasmodique, à travers toute la longueur du pénis et, pour ainsi dire, dans le passage vaginal et la cavité utérine, jusqu'à ce que toute la région soit littéralement inondée par le fluide qui donne la vie. En même temps, la bouche de l'utérus s'ouvre en grand, et dans celle-ci se déverse, ou se précipite, cette "substance paternelle", qui entoure et inonde entièrement l'ovule, s'il se trouve dans l'utérus. C'est le point culminant de l'acte sexuel, appelé "coït", un mot qui signifie "aller ensemble".

Avec les myriades de spermatozoïdes qui grouillent autour de lui ( ), si la partie vitale de l'ovule entre en contact avec l'un d'entre eux, et que n'importe lequel d'entre eux, mis en contact, le féconde, il y a conception. La femme est alors enceinte et la période de gestation commence.

Il s'agit là d'une brève description de l'acte du coït et des moyens par lesquels la grossesse se produit. Ce n'est cependant qu'une petite partie de l'histoire des relations sexuelles des maris et des femmes ; et, disons-le, une *très* petite partie, comme nous allons le voir maintenant.

Comme nous l'avons déjà dit, l'utilisation des organes sexuels dans le seul but de produire une progéniture et d'assurer ainsi la continuité de la race est une qualité que l'humanité partage avec tout le reste du règne animal. Pour l'essentiel, en ce qui concerne les parties matérielles de l'acte, les débuts de la nouvelle vie dans la famille humaine ne diffèrent pas du tout de ceux des autres mammifères. Dans chaque cas, l'ovule est produit par les ovaires de la femelle, passe dans l'utérus, y est rencontré par le sperme de l'homme, fécondé par les spermatozoïdes, et c'est ainsi que le fœtus prend son départ. C'est le moyen universel par lequel commence toute vie reproductive animale.

Mais il existe une autre phase de la vie sexuelle de l'être humain, qui est *entièrement différente* de celle de tous les autres animaux, et qui doit donc être considérée au-delà de tout ce qui doit être dit sur l'acte du coït à des fins uniquement reproductives. C'est ce que nous nous apprêtons à considérer et à étudier.

Or, chez tous les animaux, à l'exception des êtres humains, l'acte de coït n'est autorisé par la femelle (il semblerait qu'il ne soit *possible* que pour elle) que lorsque l'ovule est présent dans l'utérus et prêt à être fécondé. *En dehors de cette période, toutes les femelles, à l'exception de la femme, sont pratiquement dépourvues de sexe.* Leurs organes sexuels sont en sommeil et *rien ne peut les inciter* à l'activité. Non seulement elles ne manifestent aucun désir de coït, mais si on tentait de les y contraindre, *elles y résisteraient de toutes leurs* forces.

Mais lorsque l'ovule est présent dans l'utérus, ces mêmes femelles sont folles de désir pour le coït. On dit alors qu'elles sont "en chaleur". Et jusqu'à ce qu'elles soient satisfaites, en rencontrant le mâle et en obtenant de lui le fluide vitalisant qui fécondera leur ovule infertile, ou, à défaut, jusqu'à ce que l'ovule s'éloigne d'elles, hors de l'utérus, elles ne connaissent pas le repos. Dans ces moments-là, elles courent tous les risques, s'exposent à toutes sortes de dangers, font tout ce qui est en leur pouvoir pour obtenir une grossesse. Les mille et une façons qu'utilisent les femelles pour faire connaître à leurs compagnons leur désir et leurs besoins sexuels, lorsqu'elles sont en chaleur, constituent une histoire des plus intéressantes et des plus merveilleuses, un dossier composé de faits qui mériteraient d'être connus de n'importe quel étudiant. Mais comme toutes ces connaissances peuvent être facilement obtenues dans des livres qui sont à la portée de tous, il n'est pas nécessaire d'en faire état ici.

Mais aujourd'hui, *chez la femme, tout cela est différent ! En effet*, la présence de l'ovule dans l'utérus d'une femme normalement constituée ne *fait que peu de différence et, dans de nombreux cas, aucune différence en ce qui concerne* son statut par rapport à l'acte du coït ! En d'autres termes, les femmes ne sont jamais "en chaleur", au sens où le sont les autres femelles animales. Certes, dans certains cas, bien que rares, certaines femmes sont conscientes d'un plus grand désir de coït juste après la fin du flux menstruel, c'est-à-dire lorsque l'ovule est dans l'utérus. Mais ces cas sont si peu fréquents qu'ils peuvent être considérés comme ataviques, c'est-à-dire comme une tendance à revenir à un état antérieur purement animal. Pour la plupart des femmes normales, il est vrai que la présence de l'ovule dans l'utérus ne fait guère de différence, dans un sens ou dans l'autre, en ce qui concerne leur désir ou leur aversion pour l'acte du coït.

Or, cette différence remarquable entre le statut sexuel des femmes et la même qualité chez toutes les autres femelles nous amène à un grand nombre de conclusions intéressantes, pour ne pas dire surprenantes, dont voici quelques-unes :

En premier lieu, le phénomène établit clairement le fait que le sexe chez l'être humain féminin *diffère*, de *manière prononcée*, de celui de toutes les autres formes de vie féminine. En effet, alors que chez toutes les femmes, à l'exception de la femme, le coït est *impossible*, sauf à certaines époques et à certaines saisons, chez la femme, l'acte peut non seulement être permis, mais il est tout aussi possible ou *désiré* à un moment donné qu'à un autre, indépendamment de la présence ou de l'absence de l'ovule dans l'utérus. C'est-à-dire (et ce point doit être bien noté par le lecteur) qu'il y a une *possibilité*, de la part de l'humanité féminine, pour le coït, *dans des conditions qui n'existent pas du tout dans aucune autre vie animale féminine.*

Il s'agit là d'une conclusion d'une telle importance que ses limites ne sont que faiblement reconnues, même dans la pensée claire de la plupart des personnes mariées. Le fait d'une telle différence leur est connu, et leurs habitudes de vie sont conformes à ces conditions ; mais ce que cela signifie, ils l'ignorent totalement *et ne s'arrêtent jamais pour y réfléchir.*

Et pourtant, c'est *là que se trouve le centre et le cœur même de la réussite ou de l'échec de la vie conjugale !* C'est autour de ce fait que sont regroupés tous les problèmes qui se posent aux maris et aux femmes. Autour de ce fait sont rassemblées toutes les joies et les délices indicibles des mariés heureux - les seuls vraiment mariés. Ce sont ces éléments qui font que la connaissance des conditions réelles qui existent, en ce qui concerne cette partie de la vie conjugale, est d'une importance suprême. Si ces conditions pouvaient être bien comprises, et si les actions des maris et des femmes pouvaient se conformer aux lois qui en découlent, les *tribunaux du divorce cesseraient leurs activités*, et leur occupation, comme celle d'Othello, serait "disparue".

La première conclusion, qui s'impose à l'esprit réfléchi par le fait de cette différence dans les possibilités sexuelles des femmes et des autres animaux femelles, est donc, comme nous l'avons déjà dit, mais que nous répétons ici pour insister, que le coït *peut* être pratiqué par *les femmes* lorsque *la grossesse n'est pas* son but, et que *cela ne se produit jamais dans aucune autre forme de vie féminine !*

Compte tenu de ce fait, est-ce trop demander que de se demander si le sexe chez la femme est conçu pour remplir un autre but que celui de la reproduction de la race ? Il est vrai que la *seule* fonction du sexe chez toutes les autres femelles est de produire une descendance, de perpétuer son espèce. En aucun cas, il *ne* sert *une autre* fin, ne remplit un autre dessein. Il n'y *a aucune possibilité qu'il le fasse !*

Mais on peut se demander s'il n'est pas vrai qu'avec l'existence de la *possibilité* de pratiquer le coït à *volonté, et non plus sous l'*impulsion du seul *instinct*, est apparue une fonction *nouvelle* et *supplémentaire* pour les natures sexuelles qui sont capables de se livrer à de telles expériences inconnues jusqu'alors ? Pour une personne impartiale, une telle conclusion semble non seulement logique, mais irrésistible ! En effet, au vu de cette conclusion, il s'ensuit naturellement que le sexe dans la famille humaine est *positivement conçu pour remplir une fonction qui est entièrement inconnue de toutes les autres formes de vie animale.* Et de là, il n'y a qu'un pas à franchir pour établir le fait que l'*exercice du sexe dans la famille humaine sert un but autre que celui de la reproduction !*

Maintenant que ce fait est établi, tout un monde de nouvelles questions se pose et demande à être réglé. Parmi elles, la question suprême : *Quelle est la nature de cette nouvelle expérience qui a été conférée aux êtres humains, en plus de ce qui est accordé à toute autre forme de vie animale ? À quoi peut-elle servir ? Comment l'exercer correctement ? Qu'est-ce qui est bien et qu'est-ce qui est*

UNE VIE SEXUELLE SAINE ET ÉQUILIBRÉE

mal dans le cadre de ces nouvelles possibilités ? Telles sont quelques-unes des questions *qui* se posent à toutes les personnes réfléchies, *celles qui souhaitent faire le bien dans toutes les circonstances où elles se trouvent.*

Bien sûr, ici comme ailleurs, les irréfléchis, les joyeux lurons et les "je-m'en-foutistes" peuvent faire n'importe quoi. Mais ils ne peuvent récolter, et ne récolteront, que la récompense qui suit toujours la maladresse et l'ignorance. En ces temps de lucidité scientifique, nous en sommes venus à comprendre que le *salut du péché passe par la voie de la connaissance positive et non par celle de l'ignorance ou de l'innocence* ! Si les maris et les femmes atteignent jamais les conditions les plus élevées de la vie conjugale, ce ne peut être qu'après avoir *connu et pratiqué ce qui est juste dans toutes leurs relations sexuelles, à la fois à des fins reproductives et à tous les autres égards* ! *Notez bien cela* !

Dans l'état actuel des choses, surtout dans tous les pays civilisés, et particulièrement parmi les chrétiens, cette fonction *secondaire* du sexe dans la famille humaine, bien qu'aveuglément reconnue comme un fait, n'en est pas moins malmenée, à un degré des plus honteux. Pendant des siècles, l'ensemble de la situation a été laissé dans un état d'ignorance des plus déplorables, pour ne pas dire damnable, et aucun effort honnête n'a été fait pour découvrir la vérité et agir en conséquence. Maris et femmes ont pratiqué le coït *ad libitum,* sans se soucier de savoir si c'était bien ou mal pour eux de le faire ! Ils ont pris pour acquis que le *mariage* leur conférait le *droit d'*avoir des relations sexuelles quand ils le souhaitaient (surtout quand c'était l'homme qui le souhaitait) et ils ont agi en conséquence. C'est surtout vrai pour les hommes, et cette pratique a été poussée à un tel point que le droit d'un homme de pratiquer le coït avec sa femme *a été établi par* *la loi,* et la femme qui refuse de céder ce "droit" à son mari peut être divorcée par ce dernier, si elle persiste dans cette façon de vivre ! C'est un tel fait qui a fait écrire à M. Bernard Shaw : "Le mariage est l'institution la plus licencieuse du monde". Et il aurait pu ajouter à juste titre "c'est aussi la plus brutale", bien que ce soit une insulte à la brute que de le dire ainsi, car les brutes ne se rendent jamais coupables de *coït sous la contrainte. Mais un mari peut forcer sa femme à se soumettre à ses étreintes sexuelles, et elle n'a pas le droit de lui dire non !* Cela ne semble pas tout à fait juste, n'est-ce pas ?

Il existe aujourd'hui plusieurs façons d'envisager cette nouvelle possibilité sexuelle dans la famille humaine, à savoir l'acte de coït à des fins autres que reproductives. L'Église catholique l'a *toujours* considéré comme un péché. Les papes ont publié des édits à ce sujet et les conclaves d'évêques en ont discuté et ont adopté des résolutions à ce sujet. Il y a toujours eu des divergences d'opinion à ce sujet parmi ces dignitaires et autorités, mais ils sont tous d'accord sur un point, à savoir qu'il s'agit d'un *péché.* Le seul point de divergence concerne l'étendue ou l'énormité du péché. Certains l'ont considéré comme un "péché mortel", passible du feu éternel de l'enfer, s'il n'est pas dûment absous avant la mort ; d'autres l'ont considéré comme un simple "péché véniel", qui doit toujours être confessé au prêtre lorsque le coït est pratiqué, et qui peut être pardonné par la pratique d'une pénitence convenable. *Mais, toujours, c'était un péché !*

L'Église protestante n'a jamais émis d'édits à ce sujet, mais, pour l'essentiel, elle s'est ralliée tacitement à l'enseignement catholique en *théorie,* tout en *pratiquant* universellement l'inverse dans la vie conjugale réelle. Les protestants ont considéré qu'il s'agissait d'une nécessité, mais ont enseigné qu'il était *regrettable* qu'il en soit ainsi. Ils ont soutenu, avec Paul, qu'"il vaut mieux se marier que brûler". Et la plupart d'entre eux ont choisi la solution du mariage pour sortir du dilemme.

Dans certains pays européens, on a tenté d'empêcher les maris et les femmes de cohabiter, sauf à des fins de reproduction. Dans l'une de ces nations, des cadenas ont été utilisés pour empêcher cet acte. Une fente était pratiquée dans le prépuce du pénis et l'anneau d'un cadenas était passé dans cette fente, tout comme un anneau d'oreille est passé dans le lobe de l'oreille d'une femme. Le cadenas était si grand qu'il ne pouvait pas être introduit dans le vagin, de sorte que le coït était impossible lorsqu'il était porté. Il ne pouvait être retiré que par le magistrat chargé de réglementer cette partie de la vie des citoyens. Des spécimens de ces cadenas sont encore visibles dans les musées européens.

Or, ce qui est terriblement immoral dans ce mode de vie, c'est qu'il *oblige* les gens à *violer* continuellement *leur conscience*, en *prétendant croire* une chose et en *pratiquant* constamment *le* contraire de ce qu'ils proclament. En d'autres termes, elle les incitait à *vivre continuellement dans le mensonge, et une telle ne peut jamais être bénéfique pour l'âme !* Il va sans dire que plus vite on mettra fin à ce mode de vie abominable, mieux ce sera pour toutes les parties concernées - les individus victimes de ce mensonge et les communautés dont ils font partie.

Il s'ensuit que la première chose que chaque nouveau mari et chaque nouvelle femme *devraient* faire est de *régler clairement dans leur esprit la question de savoir s'il est bon ou mauvais pour eux de pratiquer le coït dans un but autre que la procréation.* Une fois cette question réglée, dans un sens ou dans l'autre, *qu'ils agissent consciencieusement en conséquence. Ce n'est qu'ainsi qu'ils pourront mener une vie vertueuse* !

En ce qui concerne les autorités disponibles que les jeunes peuvent étudier et prendre en considération, elles sont toutes *contre le* coït, sauf pour l'engendrement d'une progéniture. Tous les auteurs de livres sur la "pureté" et les sociétés de pureté se rangent du côté négatif. Il en va de même pour tous les livres de "conseils aux jeunes épouses et aux jeunes maris", en particulier ceux qui s'adressent aux jeunes *épouses.*

Or, toutes ces "autorités" fondent l'ensemble de leur argumentation sur les faits purement *animaux* des prémisses. Il est probable qu'un certain Dr C. est plus lu pour ses informations sur ces questions que n'importe quel autre auteur, en particulier parmi les jeunes femmes. Il a écrit un gros volume, très plausible du point de vue qu'il adopte, et qui fait l'objet d'une très large publicité, en particulier dans les journaux que lisent les jeunes femmes. Le résultat est qu'il en est venu à être presque une autorité standard dans ces affaires.

L'argument du Dr C. est, purement et simplement, le suivant : (a) chez les animaux, la pratique universelle est un seul acte de coït pour chaque génération de descendants, (b) les êtres humains sont des animaux, (c) par conséquent, les êtres humains ne devraient s'engager dans le coït qu'à des fins reproductives.

À ce syllogisme, il ajoute un corollaire, à savoir que, par conséquent, tout commerce sexuel au sein de la famille humaine, à des fins autres que reproductives, est *mauvais. Ce* sont ses textes, pour ainsi dire, et à travers plusieurs centaines de pages, il prêche des sermons *"ne faites pas"*, *"ne faites pas"*, *"ne faites pas"*. L'ensemble du volume est un ouvrage de négation et d'interdiction. Il proclame que l'acte, même dans le seul but qu'il considère comme juste, est bas et dégradant en soi, qu'il ne doit être entrepris qu'après "la prière et le jeûne" et "la mortification de la chair", et même alors, de la manière la plus dépourvue de passion et uniquement parce qu'il faut le faire ; qu'il s'agit d'une simple question de devoir ; qu'il doit être permis par la souffrance ; qu'il est sans joie, dégoûtant en soi ; qu'il doit être évité, même en pensée, sauf s'il s'agit d'une nécessité pour la poursuite de la race.

C'est à partir de ces données que des milliers de jeunes mariées "innocentes" se font chaque année une idée de ce qui est bien ou mal en matière de relations sexuelles.

Ce faisant, la plupart de ces jeunes femmes sont parfaitement consciencieuses et veulent faire ce qu'il faut, et il y a deux éléments dans le compte qui les amènent naturellement à accepter les enseignements du Dr C. comme corrects. Le premier est qu'il coïncide avec tout ce qu'elles ont jamais entendu sur ces questions ; le second est que le docteur agrémente tout son texte d'une qualité religieuse, du genre prétendument le plus sacré. Il cite des saintes qui ont mené les vies les plus ascétiques et dont le statut religieux a été obtenu grâce à leur chasteté parfaite. En fait, ce mot "chasteté" (qu'il traduit par le renoncement total à la nature sexuelle) devient le mot-clé de tout son traité, et sa pratique est défendue comme la véritable voie vers la bonté et la vertu.

Presque toutes les jeunes femmes bien élevées et cultivées sont naturellement religieuses (et il ne faut pas dire un mot contre le fait qu'elles le soient) et elles sont soucieuses d'adapter leur vie à tout ce que les exigences religieuses les plus élevées prescrivent. Il est donc tout à fait naturel que, instruites par une autorité qu'elles respectent au plus haut point, elles s'engagent dans le mariage avec une *opinion bien arrêtée, conforme* à cet enseignement. Comment pourrait-il en être autrement ?

D'autre part, quelques jeunes maris, en fait aucun, sauf de temps en temps un "bon à rien" (qui s'avère généralement être le pire de tous, avec le temps), sont prêts à "défendre" une telle théorie, et encore moins à vivre une vie telle que cette théorie l'imposerait. Ceux-là "se moquent de ce que dit le livre" et, d'après leur éducation, d'après tout ce qu'ils ont appris ou entendu en écoutant des *hommes* parler de la vie conjugale (ce qui est généralement du genre le plus vulgaire), ils sont arrivés à la conclusion que le mariage confère aux parties le *droit* de s'engager dans le commerce sexuel à volonté ; et, en particulier, que le mari a le *droit de* disposer du corps de sa femme *quand il le veut.* En effet, la loi ne lui donne-t-elle pas ce droit ? Et tant que l'on "reste dans la légalité", que demander de plus ! Oui, en effet ! Que demander de plus ?

C'est ainsi que *la plupart des jeunes mariés se rendent dans leur lit de noces avec les opinions les plus diverses sur ce qui est bien et mal dans les lieux - et sur* la vie qu'ils mèneront dans leur nouveau domaine. La jeune épouse est pour la "pureté" et la "chasteté". Le jeune mari, poussé par une passion qu'il a longtemps tenue sous son emprise, dans la croyance qu'il peut maintenant lui donner libre cours, lorsqu'il est arrivé là où un tel soulagement est possible, est comme un chien de chasse excité lorsqu'il saisit sa proie, qu'il croit pleinement avoir le droit de traiter comme il l'entend ! Comment s'étonner, au vu de toutes ces circonstances, que le plus grand observateur des phénomènes du lit conjugal écrive : "En fait, *neuf jeunes maris sur dix violent pratiquement leur épouse lors de leur première rencontre sexuelle.*" *Peut-on imaginer quelque chose de plus horrible, de plus criminel ?* Et tout cela est tellement inutile ! Tout cela est le résultat de l'ignorance, de l'"innocence" et du pire des faux enseignements. Quelle pitié !

Il est vrai que ces conditions malheureuses sont souvent modifiées par "mère nature", qui inspire à la jeune mariée une curiosité qui, dans une certaine mesure, la contrôle malgré ses faux enseignements, et une passion qui, dans une certaine mesure, s'affirmera au-dessus de toute fausse pudeur, de ses scrupules religieux et de sa peur de la grossesse ; et ainsi elle *peut traverser l'*épreuve de l'introduction à l'acte du coït dans un état d'esprit relativement sain, même si elle a pratiquement été *violée !* Mais, trop souvent, le résultat de ce premier contact est un *choc pour la jeune mariée, dont elle ne se remettra peut-être pas pendant toutes les années suivantes de sa vie conjugale !* Et c'est là que le bât blesse pour des milliers d'hommes et de femmes mariés dans le monde civilisé d'aujourd'hui. Et tout pourrait être si différent ! Cela devrait être le cas dans *tous les cas !* Mais si cela devient différent, la *connaissance doit* prendre la place de l'*"innocence"* de la part de la *mariée* et de l'*ignorance de* la part du *marié,* qui doivent tous deux *apprendre* à "*savoir ce qu'ils font*" avant de s'engager dans l'acte sexuel, et être capables de se rencontrer sainement, *avec droiture et amour,* parce qu'ils *désirent* tous deux ce que chacun a à donner à l'autre ; d'une manière où ni l'un ni l'autre ne revendique de *droits ou n'exige* quoi que ce soit de l'autre - en un mot, en *parfaite concordance* d'accord et d'action, dont l'amour mutuel est l'inspirateur et la *connaissance précise* l'agent directeur.

Cette première rencontre entre la mariée et le marié ne sera pas une affaire de viol. Il n'y aura pas de choc, pas d'effroi, pas de honte ou d'idée de honte ; mais aussi parfaitement que deux gouttes d'eau coulent ensemble et deviennent une, les corps et les âmes des parties à l'acte se mêleront dans une unité la plus parfaite et la plus heureuse qui puisse jamais être expérimentée par des êtres humains dans ce monde. Ce n'est pas un rêve ! C'est une réalité très bénie, que tous les maris et femmes normalement constitués peuvent atteindre, si seulement ils sont correctement *enseignés et éduqués*, si seulement ils apprennent à atteindre une telle condition de félicité.

Cependant, ce statut tant désiré n'est pas à la portée de tout le monde. L'*instinct ne peut jamais l'obtenir ;* l'*"innocence"* ne produira jamais un tel résultat ; et la *force*, ou la déclaration d'un "*droit*" dans les prémisses, le bannira à jamais dans le royaume de ce qui ne sera jamais réalisé. Il ne peut résulter que d'une réflexion lucide, d'une investigation scientifique, d'une étude honnête, d'une action sage et juste dans les conditions données et, par-dessus tout, d'*un amour, chacun pour l'autre, qui ne connaît pas de limites.* Toutes ces conditions *doivent être* réunies, de la part des *deux parties concernées*, sinon les résultats souhaités *ne pourront jamais* être atteints.

Ceci étant dit, voici quelques suggestions sur la manière dont les lecteurs de ces pages peuvent accéder à ce domaine.

Mais d'abord, finissons-en avec le Dr C. et toute sa tribu - bannissons-les à jamais de nos réflexions sur ces questions.

Comme nous l'avons déjà montré, cet argument ne tient pas debout. Ces auteurs traitent toute la situation comme si les hommes et les femmes étaient de *simples animaux ! Les hommes et les femmes sont bien plus que de simples animaux, et Dieu les a faits ainsi !* C'est pourquoi nous respecterons les hommes et les femmes tels que *Dieu les a créés*, plutôt que tels que le Dr C. et les "ligues de pureté" disent que Dieu aurait *dû les* créer !

En fait, la fonction secondaire du sexe dans la famille humaine est quelque chose qui *dépasse de loin la* simple animalité ; c'est quelque chose que les simples animaux ne connaissent pas, qu'ils ne peuvent jamais expérimenter ou atteindre de quelque manière que ce soit, et ces *différences fondamentales* dans les prémisses excluent toute la question du domaine de la comparaison avec toute forme ou fonction de la simple vie animale. Autant raisonner que les animaux ne mangent jamais d'aliments cuits, et que les hommes ne devraient donc jamais manger d'aliments cuits (et il y a des gens qui raisonnent ainsi, étrangement) ou que les animaux ne portent pas de vêtements, et que les hommes ne devraient donc pas en porter - autant faire ces comparaisons, ou une vingtaine d'autres, entre la race humaine et les simples animaux, que d'essayer de les comparer sur le plan de leurs fonctions sexuelles.

Il n'y a de comparaison entre l'humanité et la création brute que dans le seul fait que, sur le plan physique, le coït en vue de la procréation est commun à toutes les formes de vie animale, y compris l'humanité. *Au-delà de ce point, il n'y a rien de comparable entre les deux !* Autant dire que parce que les bêtes entendent, elles peuvent comprendre et apprécier une sonate de Beethoven, ou que parce qu'elles ont des yeux, elles peuvent se délecter d'un tableau de Corot !

Ce n'est qu'une autre façon de dire que le sexe a des fonctions et des utilisations dans la famille humaine qui sont totalement indépendantes des possibilités de toute autre vie animale - des fonctions aussi supérieures à la simple animalité que la musique l'est à la simple audition physique, que la peinture l'est à la simple vue physique.

Ces faits bouleversent et renversent à jamais toutes les théories du Dr C. et Cie, ils les éliminent complètement de toute partie ou lot dans la question sur dont ils ont essayé de parler avec tant d'autorité, mais dont le point principal, dont les éléments essentiels ont été *entièrement mal compris,* et donc traités d'une manière qui est totalement en contradiction avec la vérité dans les prémisses, et c'est la vérité que nous recherchons.

Une fois de plus (car il est bon d'aller au fond de cette question tant que nous y sommes), la vérité honnête est que c'est la *pratique universelle de la race humaine que les hommes et les femmes cohabitent dans un but autre que la reproduction, et il en a toujours été ainsi,* depuis que les hommes et les femmes sont des hommes et des femmes ! C'est vrai chez les tribus les plus sauvages et les plus barbares de la terre, et c'est encore plus vrai chez les peuples hautement civilisés de tous les pays et de tous les climats. Et est-il raisonnable de supposer qu'un phénomène aussi universel *n'ait pas été* conçu pour être tel qu'il est ? Autant dire que l'appétit pour la nourriture est une erreur qu'il faut éliminer !

L'expérience des hommes et des femmes, partout dans le monde, prouve que, lorsque cet acte est pratiqué correctement, selon les lois en vigueur, *il conduit au plus grand bien-être physique, mental et spirituel des parties concernées.* En effet, il ne fait aucun doute que les hommes et les femmes qui n'ont jamais connu cette expérience humaine la plus parfaite, n'ont jamais atteint le sommet de l'accomplissement humain, n'ont jamais atteint la perfection de l'homme et de la femme. La longévité de la vie, la santé de la plus haute qualité et le bonheur, le plus délectable, tout cela et bien plus encore, sont accessibles aux hommes et aux femmes par ce chemin, *s'il est correctement emprunté*. L'enfer et la damnation s'ensuivent si cette route est mal empruntée !

C'est ce qui rend la manière de voyager si importante.

VI. L'ACTE DU COÏT

À proprement parler, l'acte du coït doit être considéré comme composé de quatre parties, ou actes, d'une pièce commune, ou drame. Non pas qu'il y ait une ligne de démarcation nette entre chaque acte ou partie, car les *quatre* se fondent réellement en *un* tout composite, lorsqu'ils sont pris ensemble, en série ; mais il y a *quatre phases* de l'acte qui peuvent bien être étudiées séparément, dans le cadre d'un examen détaillé de la rencontre sexuelle d'un homme et d'une femme.

Ces quatre parties sont : *premièrement*, la préparation de l'acte ; *deuxièmement*, l'*union* des organes ; *troisièmement*, le mouvement des organes ; *quatrièmement*, l'orgasme.

Dans ce qui suit, ces *quatre* étapes de l'acte coïtal seront étudiées et retracées en détail, avec le plus grand soin, dans l'espoir qu'une telle recherche puisse aboutir au meilleur résultat possible pour l'étudiant.

En ce qui concerne la *première* partie de l'acte, il convient de dire qu'ici, plus que dans toute autre situation dans le monde, "*la hâte fait le gâchis*". *C'est le fait le plus fondamental de toute cette affaire !* C'est ici que commencent les quatre-vingt-dix-neuf centièmes de tous les problèmes de la vie conjugale ! Et la faute, ici même, incombe généralement (mais pas toujours) au mari ! Mais il n'a pas l'intention d'être mauvais. Pas une fois sur un millier de fois, il ne cherche délibérément à faire le mal. Il est simplement la victime d'une passion non dirigée et non gouvernée, et d'une *ignorance qui se* traduit par des maladresses stupides, de l'insouciance ou de l'irréflexion. Ce qu'un tel mari fait pratiquement, c'est se précipiter aveuglément et furieusement sur un chemin qu'il ne connaît pas, mais qu'il a été amené à penser qu'il a le *droit de* parcourir *quand et comme il l'entend !* L'image ordinaire d'un "taureau dans un magasin de porcelaine" ne peut que faiblement décrire la destruction et la réduction en poudre de la situation la plus délicate qui puisse se produire dans toutes les expériences humaines, et qui résulte d'une action telle que celle-ci. Des idéaux qui avaient touché le ciel sont renversés de leur position élevée et impitoyablement réduits en atomes ; des espoirs que les mots n'avaient pas le pouvoir d'exprimer s'éteignent dans le désespoir ; des rêves deviennent un cauchemar hideux ; et l'amour, qui était aussi pur que des eaux cristallines, est brouillé, sali et transformé en cloaque ! *Et tout cela à cause de l'ignorance* ou de l'imprudence, de la précipitation là où il aurait fallu le maximum de temps, de prudence et d'attention intelligente !

Comme nous l'avons déjà expliqué, lors de l'acte coïtal, les organes sexuels de l'homme et de la femme subissent de grands changements. Le sang afflue dans toutes ces parties, en quantités abondantes, jusqu'à ce qu'elles soient gorgées. Le résultat est que le pénis est élargi à plusieurs fois sa taille dormante, et la vulve et le vagin devraient subir, et subiront, dans de bonnes conditions, des changements et des transformations similaires.

Mais il existe généralement une grande différence entre les hommes et les femmes en ce qui concerne la durée de ces changements ( ). Chez l'homme, dès que sa passion est considérablement excitée, le pénis se prépare immédiatement à l'action. Il se "tumesce", c'est-à-dire qu'il se gonfle, presque instantanément et, en ce qui concerne sa simple solidité physique, il est prêt à pénétrer dans le vagin comme jamais auparavant, même s'il doit se forcer à le faire.

D'autre part, la tumescence des parties chez les femmes est généralement (surtout dans l'éducation des filles) une question de temps considérable, souvent de plusieurs minutes, et parfois d'une *demi-heure ou plus !* Il n'en est pas toujours ainsi, car certaines femmes très passionnées sont prêtes à passer à l'action presque instantanément. En effet, il y a des femmes dont les organes sexuels se tumescent dès qu'elles touchent un homme - n'importe lequel - et il arrive parfois qu'une femme éprouve un orgasme si ses vêtements effleurent un homme ! Ces cas sont bien sûr anormaux. Mais, *dans l'ensemble, il est vrai que les* femmes sont *beaucoup plus lentes à se* préparer à l'acte sexuel que les hommes.

De nouveau, lorsque les organes se préparent à l'acte, la nature a prévu un moyen des plus merveilleux pour assurer leur union facile et heureuse. Les organes mâles et femelles sécrètent et émettent une sorte de fluide lubrifiant qui recouvre les parties et parfois les inonde presque. Il s'agit d'une substance claire et limpide, qui ressemble beaucoup au blanc d'un œuf et à la salive sécrétée dans la bouche, à ceci près qu'elle est plus épaisse. Chimiquement, , elle est presque identique à la salive. Celle produite par l'homme est appelée "flux prostatique" ; celle produite par la femme "sécrétion précoïtale".

Si l'on laisse à ce fluide le temps d'être sécrété et exsudé, toutes les parties en sont couvertes ou saturées, et elles sont admirablement préparées pour une union facile. Le gland du pénis est alors recouvert du fluide glissant, et la vulve et toutes les parois du vagin sont recouvertes de cette substance. Dans le même temps, les parois vaginales se sont élargies et assouplies, et toutes les parties de la vulve (qui doivent encore être nommées et décrites en détail) sont dans le même état. Il en résulte que, bien que le pénis soit, à première vue, d'une taille telle qu'il rendrait impossible son entrée dans le vagin, cette entrée est en fait parfaitement facile, lorsque les parties sont tout à fait prêtes à être réunies. *Mais pas avant ou autrement !*

C'est là que le bât blesse. Si le mari est pressé, s'il n'attend pas que la femme soit prête à le rencontrer, s'il introduit de force son gros pénis dur dans le vagin avant que l'un ou l'autre ne soit tout à fait prêt pour une telle union - alors qu'il n'y a pas de liquide prostatique sur le gland, que le vagin est rétréci et que ses parois sont sèches - si le coït est pratiqué de cette manière, il est parfaitement facile de voir qu'il *ne peut en résulter que des désastres !* La femme est blessée, parfois très cruellement, et l'homme ne tire en réalité de l'acte qu'une satisfaction bestiale. *De toutes les mauvaises choses au monde, ce type de coït est le pire !*

Ainsi, dans cette *première* partie de l'acte, la principale pensée à retenir et à observer est de *prendre beaucoup de temps !*

Il y a une autre raison pour laquelle, de la part de la femme, ce délai devrait être prolongé, surtout lorsqu'elle est une jeune mariée et qu'elle n'a pas d'expérience en la matière, c'est que son "innocence" et toute son éducation lui font sentir qu'elle *fait mal*, ou du moins qu'elle permet qu'une mauvaise chose soit faite, ce qui retarde le bon développement de sa passion, entrave la tumescence de ses organes sexuels, retarde l'écoulement de la sécrétion précoïtale, et l'empêche ainsi de se préparer convenablement à sa part de l'acte réciproque.

De plus, la crainte d'une grossesse peut encore retarder sa mise en condition. C'est d'ailleurs la cause la plus fréquente pour laquelle elle n'est pas prête à rencontrer son mari. Tous ces éléments doivent être pris en compte par le mari et la femme, et traités avec intelligence et amour, si l'on veut obtenir les meilleurs résultats pour les deux parties.

En ce qui concerne l'éventualité d'une grossesse, une attention particulière sera accordée à cette caractéristique plus tard. Il est ici mis en suspens pour l'instant, car son examen peut être mieux assuré après l'étude d'autres points.

Le seul conseil facilement compréhensible (et aussi facilement pratiqué que compris) sur ce qu'il faut faire pour se préparer à l'acte du coït est le suivant : *faites comme les amoureux lorsqu'ils "font la cour"*. Et tout le monde sait ce que c'est ! Et notez bien que *personne ne se précipite jamais lorsqu'il fait la cour !* Ils retardent, ils s'attardent, ils tergiversent, ils "batifolent", ils se caressent de toutes sortes de façons possibles et impossibles. Ils s'embrassent - "de longs baisers passionnés, qu'ils donnent et reçoivent encore et encore" - ils s'étreignent, se blottissent dans les bras l'un de l'autre - en un mot, ils "jouent ensemble" de mille et une façons que les "bons à rien" déclarent mauvaises, et que ceux qui ont le sang froid qualifient d'absurdité ou de folie, mais que tous les *amoureux* savent être un *plaisir indicible* ("indicible" est le mot, car qui veut *parler* lorsque ces expériences heureuses se déroulent !)

Ces choses, et d'autres semblables, en quantité illimitée, devraient toujours précéder l'acte du coït. C'est là que doit se dérouler cette partie du premier acte de ce merveilleux drame ou pièce en quatre actes, et si elles sont omises ou négligées, la pièce se terminera en *tragédie, avec tous les acteurs principaux laissés morts sur la scène* !

La raison principale, sinon la seule, pour laquelle cette partie de l'acte suprême de la vie conjugale n'est pas toujours précédée de cette manière, se trouve dans une fausse *conception* de la *signification de la cérémonie du mariage* et dans une impression erronée de ce qu'elle confère aux parties qui disent "oui" à ses prescriptions. L'idée commune est que la prononciation des "vœux de mariage" confère certains *droits* et impose certains *devoirs* aux nouveaux époux. On pense que cette cérémonie rend *corrects* certains actes qui seraient *autrement répréhensibles* et qu'elle établit le *droit de* s'engager dans de tels actes, *avec ou sans autre consultation ou consentement dans les lieux*. Elle fait de l'amour une affaire de *contrat*, une chose *liée par une promesse et un engagement plutôt qu'une effusion libre et sans entrave de l'âme*.

Il en résulte qu'avant la cérémonie du mariage, l'homme et la femme prennent le plus grand soin de faire tout ce qui est en leur pouvoir pour accroître, magnifier et conserver l'amour de l'autre, après qu'ils ont reçu une "licence", et que le ministre a joint leurs mains et prié sur eux - après cela, ils pensent tous les deux qu'ils sont liés l'un à l'autre, qu'ils sont unis par un lien qui ne peut être rompu, un lien si fort qu'il n'a plus besoin d'être entretenu, mais qu'il restera en place de lui-même, et qu'on peut donc le laisser se déplacer de lui-même à partir de l'heure où il a été prononcé ! Rien n'est plus *faux que cela*. Et pourtant, c'est un sentiment et une croyance très répandus chez les jeunes mariés !

Il n'est pas étonnant qu'il en soit ainsi. La forme même de la cérémonie et du contrat de mariage tend à le faire. Le fait que le mariage ait été à l'origine une forme d'esclavage, et qu'une grande partie de son statut d'origine subsiste encore, tout cela tend à établir ces idées erronées concernant la succession, dans l'esprit des parties au mariage.

Les maux qui découlent d'une telle conception erronée du mariage ne sont pas non plus confinés à un seul côté de la maison. Au contraire, ils sont à peu près également répartis entre les maris et les femmes, comme en témoignent les quelques exemples suivants :

Un couple était marié depuis environ un an. Ils n'avaient pas d'enfants et n'envisageaient pas d'en avoir. Le mari commençait à passer ses soirées hors de la maison, laissant sa femme seule. Un soir, alors qu'il se préparait à sortir, sa femme lui dit : "Qu'est-ce qui te pousse à sortir le soir et à me laisser seule ! Tu n'avais pas l'habitude de le faire !" Le mari lui répondit :

"Tu ne fais plus rien pour me rendre la vie intéressante ! Avant, tu mettais tes plus beaux vêtements quand je venais te voir, tu te coiffais de manière envoûtante, tu avais pour moi un sourire indéfectible, tu chantais pour moi, tu me faisais la lecture, tu t'asseyais sur mes genoux, tu me caressais et tu m'embrassais, et maintenant, tu ne fais plus rien de tout cela". Et avant qu'il ne puisse en dire plus, la femme a répondu : "*Oh, mais nous sommes mariés maintenant, et c'est ton devoir de rester avec moi !*"

Il n'est pas étonnant que le mari soit sorti de la maison en claquant la porte derrière lui ! Ce qui est étonnant, c'est qu'il soit revenu.

Encore une fois : Une femme diplômée d'un célèbre collège de l'Est, qui avait enseigné pendant un certain nombre d'années, issue de l'une des "premières familles" de l'Est et considérée comme une dame de la plus haute culture et du plus grand raffinement, épousa finalement un homme d'affaires de l'Ouest. Lors de la nuit de noces, alors qu'ils se retiraient, l'homme posa sa main sur l'épaule nue de la femme, qui la repoussa en disant : "Ne sois pas dégoûtant ! "Ne sois pas dégoûtant ! Je t'ai épousé parce que j'étais fatiguée de m'occuper de moi ou de laisser mes parents s'occuper de moi. Tu vaux cinquante mille dollars, et un tiers de tout cela est devenu mien dès que le prédicateur a terminé sa prière de clôture, et tu ne peux pas t'en empêcher ! C'est la vérité, et nous sommes mariés, et tu peux en tirer le meilleur parti !"

Ces deux récits sont véridiques et ne sont pas les seuls à pouvoir être racontés.

D'un autre côté, il y a les actes de jeunes maris ignorants et négligents, qui commettent des actes ignobles à l'égard de leurs épouses parce qu'ils pensent que *la loi* et le *contrat leur en* donnent le droit ! Il n'est pas nécessaire d'entrer dans les détails. Tout le mal est révélé par les paroles de la femme que nous venons de citer : "*Oh, mais nous sommes mariés maintenant.*"

Ces exemples, et d'autres semblables, nous amènent à constater que le *mariage ne confère aucun droit, ni à la mariée ni au marié, au sens le plus élevé du terme.* En ce qui concerne son respect extérieur et formel, le mariage n'est qu'une sorte de protection pour la société qui s'est développée au fil des ans, et qui est probablement pour le mieux, pour le moment, les choses étant ce qu'elles sont. Mais il faut bien comprendre qu'il *ne peut jamais* conduire au *vrai bonheur* s'il est considéré et utilisé *uniquement sous* son *aspect légal et formel. Le vrai mariage est fondé sur l'amour mutuel, et l'amour mutuel ne peut jamais faire l'objet d'un commerce ou d'un accord formel ou d'un contrat. Les* gens peuvent s'engager par contrat à vivre ensemble et à cohabiter, et ils peuvent respecter fidèlement leurs accords, *mais ce n'est pas le mariage !* Il s'agit simplement d'une *prostitution légalisée, d'un marchandage et d'une vente à titre onéreux. C'est un blasphème que de l'appeler du nom sacré de mariage !*

Tennyson dit en toute sincérité : "L'amour libre ne sera pas lié". En effet, il ne peut l'être ! Il doit rester libre pour toujours, s'il subsiste. Et si les parties en présence tentent de le lier, plus elles lui imposent de chaînes, d'attaches, de promesses et d'accords, plus vite et plus rapidement il s'échappera de toutes ses emprises, s'envolera et *restera à l'écart !*

Ainsi, pour en revenir à notre point de départ (car nous avons dit qu'il ne fallait pas se presser ou se hâter), les personnes mariées doivent comprendre que la clé du bonheur conjugal est de *continuer à se "faire la cour" l'un à l'autre.* En fait, il s'agit de faire en sorte que la cour devienne de plus en plus fréquente. Pendant toute la durée de la vie conjugale, ne négligez jamais, et encore moins n'oubliez pas d'être des amoureux, et de montrer, *par tous vos actes,* que vous êtes des amoureux, et grande sera votre récompense. Ne vous demandez pas comment faire ! Vous le savez très bien. Faites-le !

Et veillez à *ne pas* faire ce qu'un amant prudent ne devrait pas faire ! Cette consigne doit être respectée par le mari et la femme. Faites-vous belle pour votre mari, Oh, femme, et restez ainsi. Quant au public, à vos amis ou à la société, donnez-leur ce que vous pouvez, après avoir donné à votre amant tout ce que vous pouvez lui accorder ou qu'il peut souhaiter que vous lui accordiez. Ne donnez pas à tout le monde et à tout le reste, à l'église, à la société, au travail, aux enfants, aux amis ou à quoi que ce soit d'autre - ne donnez pas *tout* de vous-même à ces choses et laissez votre mari "prendre ce qui reste". Ne faites pas cela, car vous tenez à votre réussite conjugale et à votre bonheur ! Ne dites pas : "Oh, mais nous sommes mariés maintenant", et laissez en rester là !

Les fleurs magnifiques et délicates de l'amour conjugal doivent être surveillées et entretenues avec le plus grand soin, *continuellement,* par le mari et la femme. Traitées de cette manière, elles seront non seulement parfumées et charmantes pendant toutes les années de la vie conjugale ; mais comme, une à une, les fleurs perdent leurs pétales et changent de forme pour laisser place à des fruits succulents, au fur et à mesure que ces changements se produisent, de nouvelles fleurs, plus belles et plus parfumées, se maintiendront jusqu'à la fin de la vie conjugale la plus longue. N'oubliez jamais cela, ou n'en doutez pas, lorsque vous espérez le bonheur dans l'état matrimonial ! Tenez compte de ce qui est dit ici et agissez en conséquence tout au long de la *journée,* de la nuit et du dimanche.

Maintenant, si ces vérités sont bien inculquées, "enfoncées" si fermement et si profondément qu'elles ne pourront jamais "se détacher" ou s'échapper, nous irons de l'avant.

Ainsi, la *première* partie de *chaque* coït devrait toujours être un acte de *cour, dans* lequel il *ne* faut *pas se hâter,* mais dans lequel les parties devraient *"faire des retards"*, comme le dit John Burroughs.

Il faut ajouter que, pour les amoureux mariés, la cour a un éventail de possibilités beaucoup plus large que pour les célibataires. Avant le mariage, il y a les conventions et les vêtements qui gênent ! Après le mariage, il n'y a plus besoin de ces éléments, ce qui fait une grande différence et favorise les meilleurs résultats, s'ils sont utilisés à bon escient et exploités au maximum. Il n'est pas nécessaire d'entrer dans les détails ici (bien que cela puisse être fait plus tard dans cet article). Si les amants sont aussi libres l'un envers l'autre sans vêtements que vêtus ; s'ils ignorent complètement toutes les conventions et font l'un avec l'autre et pour l'autre tout ce que leurs *impulsions* et leurs *inclinations* suggèrent, ou leurs désirs suscitent ; s'ils s'abandonnent, *avec le plus grand abandon,* à se caresser l'un l'autre de toutes les manières possibles que *mère nature* a mises à leur portée ; s'ils se prennent dans les bras, s'embrassent, se "donnent des coups de cuillère" et "jouent l'un avec l'autre" comme ils le souhaitent - s'ils le font sans *se presser* - alors, en temps voulu, ils exécuteront avec succès le *premier acte* de la grande pièce de théâtre qu'ils sont en train de jouer ; les organes sexuels seront entièrement prêts pour l'union à laquelle ils aspirent tous les deux ; le "flux prostatique" aura contribué à l'érection du pénis ; les parois du vagin et toute la zone de la vulve seront élargies, souples, flexibles et rendues lisses et glissantes par un apport très généreux de "sécrétion précoïtale" et tout sera *parfaitement prêt* pour la partie suivante de la représentation, à savoir l'union des organes.

C'est ici qu'il faut parler de la position des parties dans la réalisation de cette union. Il existe un grand nombre de positions possibles, dont certaines seront mentionnées plus loin, mais ici, seule la plus courante sera prise en considération (on dit qu'il y a plus de quarante positions différentes possibles dans cet acte).

La position la plus courante est la suivante : la femme est allongée sur le dos, les jambes sont largement écartées et les genoux sont relevés de manière à ce que l'angle formé par la partie supérieure et inférieure de la jambe soit inférieur à un angle droit. La tête ne doit pas être trop haute et il ne doit pas y avoir d'oreiller sous la tête.

C'est dans ses bras et entre ses jambes écartées qu'il faut que son amant vienne. Son corps sera donc au-dessus d'elle, et *il devra se soutenir sur ses coudes et ses genoux, de* sorte que son poids ne repose que peu ou *pas du tout* sur elle. Dans cette position, face à face (et il convient de noter que cette position de coït n'est possible que dans la famille humaine ! Chez les simples animaux, le mâle est toujours sur le dos de la femelle. Ils ne peuvent jamais se regarder dans les yeux et s'embrasser pendant l'acte ! C'est une autre différence marquée et très significative entre les êtres humains et tous les autres animaux à cet égard), il est parfaitement naturel et facile pour les organes d'aller ensemble, lorsqu'ils sont correctement préparés, comme décrit ci-dessus. La femme doit également placer ses talons dans les creux des jambes de son amant et serrer son corps avec ses bras.

L'entrée du pénis dans le vagin ne doit pas être trop brusque, à moins que les circonstances ne soient parfaitement favorables à une telle rencontre et que ce soit le *souhait* de *l'épouse*. *Il est juste de* dire, cependant, qu'une entrée aussi audacieuse et prononcée est souvent *très désirée par la femme,* si sa passion a été pleinement excitée à ce stade de l'acte. Il n'est pas rare que cette union lui procure le plus grand plaisir, si tout est propice à sa réalisation. Mais si le rapprochement lui cause de la douleur, la rencontre doit être douce et lente, le pénis pénétrant progressivement dans le vagin , jusqu'à ce qu'il y soit entièrement enfermé. Une fois ainsi réunis, le vagin et la cavité utérine continueront à se dilater, jusqu'à ce que, en temps voulu, les deux organes soient parfaitement ajustés l'un à l'autre, formant une seule unité, *une seule,* au sens le plus élevé de l'unité.

Il s'agit du *deuxième* acte de cette merveilleuse pièce.

Une fois que les organes sont bien ensemble, parfaitement installés et adaptés l'un à l'autre, le *troisième* acte commence, à savoir le *mouvement des organes - le* glissement du pénis d'avant en arrière, en partie dans et hors du vagin, bien que ce ne soit pas vraiment la meilleure façon de décrire ce qui doit se passer. Ce qu'*il faut faire,* c'est que les *deux* organes s'engagent dans ce mouvement, qui leur est *commun.* Ils doivent glisser *mutuellement de* quelques centimètres, d'avant en arrière, *chaque partie du mouvement faisant une bonne moitié.*

Le mari non initié et la femme "innocente" pensent souvent que tout le mouvement doit venir du mari, qu'il doit faire glisser son pénis dans et hors du vagin, tandis que la femme doit rester immobile et "*le laisser faire*". Il s'agit toutefois d'une *grave* erreur, qui a causé un nombre infini de maux à un nombre incalculable de maris et de femmes. Et ce pour les raisons suivantes :

Dans la position décrite ci-dessus, si la femme a ses bras autour du corps de son amant et ses talons dans les poches de ses genoux, tandis qu'il se soutient par ses coudes et ses genoux au-dessus d'elle, *ne* reposant *pas* sur elle, il est parfaitement facile pour elle de soulever ses hanches de haut en bas, de les balancer d'un côté à l'autre, ou de les faire pivoter dans un mouvement circulaire ( ), selon son choix. Elle peut ainsi être *à l'origine de la* moitié du mouvement de va-et-vient, ce qu'elle sera ravie de faire *si on lui en donne l'occasion.* Cependant, si l'homme s'allonge lourdement sur elle, la retenant par le poids de son corps, la possibilité d'une telle action de sa part est empêchée, ce qui a des conséquences désastreuses pour les deux parties. C'est pourquoi, dans cette partie de l'acte, le mari doit prendre le *plus grand soin* de donner à sa femme la *liberté totale et complète* de bouger ses hanches comme elle le souhaite et comme l'exige un orgasme réussi.

Si la femme est laissée libre de ses mouvements, comme nous venons de le décrire, et que le mouvement de va-et-vient se déroule comme il se doit, ce qui suit immédiatement variera considérablement. Ainsi, le temps nécessaire pour atteindre le point culminant, ou le dernier acte de la performance, peut être de quelques secondes ou de plusieurs minutes, peut nécessiter une demi-douzaine de mouvements seulement ou *plusieurs centaines !* Tout dépend de l'intensité des passions du mari et de la femme, surtout de cette dernière, et de leur habileté à manipuler cette partie de l'acte.

Ce mouvement a pour effet d'exciter encore plus et de distendre encore plus tous les organes concernés. Normalement, le mouvement devient de plus en plus rapide, les coups devenant aussi longs que le permet la longueur des organes sans les séparer. L'écoulement des fluides lubrifiants, provenant des deux organes, devient de plus en plus abondant, jusqu'à ce que, d'un seul coup, l'orgasme, ou *quatrième stade,* soit atteint !

Il est difficile de décrire cet orgasme. Aucune sensation corporelle ne lui correspond , à moins qu'il ne s'agisse d'un éternuement, qui ne lui ressemble qu'en ce qu'il est spontané et une sorte de spasme nerveux (on parle parfois d'un éternuement comme d'un orgasme). L'orgasme sexuel est un spasme nerveux ou une série d'explosions nerveuses pulsatives qui défient toute description. L'action échappe totalement au contrôle de la volonté, lorsqu'elle se produit enfin, et la sensation qu'elle produit est d'une délectation inouïe. C'est le summum de toutes les expériences humaines. Pour un mari et une femme, atteindre ce point culminant, exactement au même moment, est une consommation qui ne pourra jamais être surpassée dans la vie humaine. C'est un objectif qui mérite d'être poursuivi par tous les maris et toutes les femmes, afin d'atteindre ce sommet suprême des possibilités sexuelles.

Du côté de l'homme, l'orgasme projette le sperme dans le tractus vagino-utérin et tout autour de celui-ci. La quantité de sperme ainsi déversée lors d'un seul orgasme est d'environ une cuillerée à soupe, ce qui est suffisant pour rincer et inonder entièrement la zone dans laquelle il est projeté. Son utilisation et son action ont déjà été décrites et il n'est donc pas nécessaire de les répéter ici.

Chez la femme, l'orgasme ne provoque aucune émission correspondante de liquide, quel qu'il soit, qui soit projeté comme le sperme. Cependant, l'action spasmodique des parties sexuelles, en ce qui concerne les explosions nerveuses, est exactement la même que celle de son partenaire. Les palpitations se succèdent dans toute la zone sexuelle ; la bouche de l'utérus s'ouvre et se ferme convulsivement, le vagin se dilate et se contracte sans cesse, et la vulve subit des actions similaires. Les sensations sont toutes de la nature la plus délectable, tout le corps de la femme est excité, encore et encore, encore et encore, avec des délices inexprimables. Ceci, cependant, semble être la mission entière de l'orgasme chez la femme. *Il n'a rien à voir avec la conception,* bien que de nombreuses personnes, en particulier les jeunes maris qui ne connaissent que très peu le phénomène, croient qu'il est *essentiel à* la grossesse. *Or, ce n'est pas du tout le cas.* Pour qu'il y ait conception chez une femme, il suffit que l'ovule soit présent dans l'utérus, qu'il y rencontre le sperme et qu'il soit ainsi fécondé. En ce qui concerne la grossesse, la *femme n'a pas* besoin d'éprouver le moindre *plaisir* dans l'acte coïtal. En effet, des femmes ont été mises enceintes en obtenant du sperme frais d'un homme et en l'injectant dans le vagin à l'aide d'une seringue féminine ordinaire !

L'idée fausse qui prévaut largement, et qui prend généralement la forme d'une absence de danger ou de possibilité de conception à moins que l'orgasme ne soit *simultané de la part de l'homme et de la femme, a* conduit plus d'une femme à tomber enceinte alors qu'elle pensait qu'un tel résultat était impossible, parce qu'elle et son amant n'avaient pas "joui" au même moment. Pour la même raison, plus d'un jeune mari a fécondé sa femme au moment où il s'y attendait le moins, pensant que parce qu'il était le seul à ressentir l'orgasme, la conception était impossible.

Encore une fois, il y a beaucoup d'hommes et de femmes mariés qui ne savent pas qu'il est possible pour une femme d'avoir un orgasme ! L'auteur a connu une fois un cas de ce genre, où un mari et une femme, des gens très intelligents et bien cultivés, ont vécu ensemble pendant vingt ans, et à qui sont nés six enfants, qui, à la fin de cette période, ignoraient totalement cette possibilité ! Ils l'ont ensuite découverte par hasard, pour ainsi dire, et ont ensuite joui de ses délices pendant de nombreuses années. Il y a des femmes, oui, beaucoup, qui n'éprouvent jamais cette sensation, mais nous en reparlerons plus tard.

Tous ces phénomènes semblent indiquer que, en ce qui concerne la femme, l'*orgasme est entièrement destiné à sa délectation et à son plaisir. Il ne fait pas partie de l'acte de conception* et sa seule fonction possible, au-delà du plaisir, est que, en raison des sensations extrêmement agréables qu'il produit, il peut inciter les femmes à pratiquer le coït alors que, sans lui, elles ne le feraient pas, et qu'il augmente ainsi la possibilité pour les femmes de devenir mères. En effet, il n'y a pas de tentation plus forte pour une femme de courir le risque d'être enceinte que son désir d'éprouver un orgasme ! Mais nous y reviendrons plus tard.

Dès que l'orgasme est terminé, il se produit un effondrement total du mari et de la femme. Ils sont véritablement "épuisés", un mot très expressif qui seul peut décrire leur état. Du côté de l'homme, le pénis, jusqu'alors robuste, devient presque instantanément mou et rétréci, tandis que tous les organes féminins deviennent quiescents. Une langueur des plus agréables s'empare d'eux, chaque nerf et chaque fibre du corps entier se détend, et le désir de s'endormir sur leur vient irrésistiblement à l'esprit. La chose à faire est de profiter de cette impulsion naturelle dès que possible. Elles devraient toujours avoir à portée de main une serviette, ou une serviette de table, avec laquelle elles pourraient prendre soin de l'excédent de l'émission séminale, qui, dès que les organes sont séparés, s'écoulera, en plus ou moins grande quantité, du vagin. Une partie de ce liquide reste également sur le pénis lorsqu'il est retiré.

Le mari doit absorber ce surplus qui lui reste avec la serviette, dès que les organes sont séparés, et quitter immédiatement sa position superposée, laissant sa femme *parfaitement libre de* faire ce qu'elle veut. Elle doit placer la serviette entre ses cuisses, exactement comme elle le ferait avec une serviette hygiénique, sans essayer d'enlever le surplus de sperme à ce moment-là, puis se retourner et s'endormir *immédiatement*. (On dit que si la femme s'endort sur le *dos* après la coït, elle augmente la *probabilité* de tomber enceinte. C'est un point que les femmes qui désirent ardemment être mères devraient noter. L'auteur a connu un cas où une femme s'est couchée sur le dos pendant vingt-quatre heures après l'accouchement et est ainsi tombée enceinte après l'échec de tous les autres moyens).

On pourrait penser qu'une telle négligence, de la part de la femme, d'éliminer immédiatement le surplus de sperme, est impure et insalubre. Mais ce n'est pas du tout le cas, et ce pour la raison suivante : *Le sperme est un stimulant très puissant pour tous les organes sexuels féminins et pour tout le corps de la femme.* Les organes eux-mêmes absorberont des quantités de sperme, s'ils sont laissés en contact avec lui, et il est très sain et bénéfique pour eux, et pour la femme, qu'ils le fassent. C'est pour cette raison que de nombreuses femmes prennent de la chair et même de la graisse après leur mariage et peuvent ainsi profiter de cette *nourriture saine.* En fait, il *n'y a pas de stimulant nerveux ou de calmant nerveux qui soit aussi puissant pour la femme que le sperme.* Il y a des multitudes de femmes "nerveuses", hystériques même, qui sont rétablies et maintenues en bonne santé grâce aux effets stimulants d'un coït satisfaisant et de l'absorption de sperme, lorsque ces deux éléments sont présents à la perfection. D'autre part, de nombreuses femmes souffrent de toutes sortes de maux lorsque ces facteurs normalement bénéfiques sont mal utilisés ou mal appliqués. Les résultats qui s'ensuivent dépendent tous de la manière dont l'acte est accompli et dont ses produits sont utilisés.

Ainsi, une fois l'acte de coït terminé, la femme doit mettre en place un "pansement" dès que possible et s'endormir. Si elle dort longtemps, tant mieux, car la présence du sperme et son absorption lui seront d'autant plus bénéfiques. Lorsqu'elle se réveille naturellement, elle peut baigner la région de la vulve avec de l'eau tiède ; mais il n'est pas nécessaire ni judicieux d'essayer de nettoyer le vagin et le tractus utérin à l'aide d'une seringue vaginale. Il ne faut surtout pas injecter de l'eau froide dans le vagin, et surtout pas immédiatement après le coït. Certaines femmes utilisent une injection d'eau froide immédiatement après le coït. Il n'y a pas de moyen plus sûr de se rendre malade et de se suicider. Les parties du corps sont congestionnées par le sang dans ces moments-là, et verser de l'eau *froide* dessus, c'est comme si, lorsque quelqu'un est en train de transpirer, il devait plonger dans un bain froid. La nature a pris de sages dispositions pour s'occuper de tout le sperme qui reste dans le vagin. Laissez ces parties tranquilles, elles se nettoieront et prendront soin d'elles-mêmes.

Voilà donc un aperçu quelque peu étendu de l'acte du coït dans ce qu'il a de meilleur, et d'une manière générale. *Son parfait accomplissement est un art qu'il faut cultiver et dans lequel l'expertise ne peut être atteinte que par une sage observation, une étude attentive de tous les facteurs impliqués et une adaptation amoureuse des corps, des esprits et des âmes des deux parties à l'acte. Il ne s'agit pas d'une simple fonction animale. Il* s'agit d'une *union,* d'une *unité de* "deux *âmes* qui n'ont qu'une seule pensée, de deux cœurs qui battent à l'unisson". Il n'y a rien de bas ou de dégradant à cela, quand c'est ce que cela devrait être, quand c'est porté à son niveau le plus élevé et le meilleur, et qu'on en fait l'expérience. Il est *conçu par Dieu, né de Dieu, donné par Dieu* ! *En tant que tel*, il devrait être reçu avec gratitude et *divinement utilisé* par tous les fils et filles des hommes.

VII. LA PREMIÈRE UNION

Et maintenant, bien que tant de choses aient été dites, il reste encore beaucoup à dire, et qui devraient être dites, pour rendre justice au sujet. Voici quelques-unes de ces choses :

Il faut encore parler de la deuxième partie de l'acte coïtal, l'union des organes, lorsqu'elle se produit pour la *première fois de la* part de la femme.

Lors de la première rencontre entre le mari et la femme, si la femme est vierge, certaines conditions existent, de sa part, qui ne sont pas présentes lors des rencontres ultérieures, et il faut les comprendre et les traiter correctement, sous peine d'aboutir aux pires résultats.

Bien entendu, lors de cette première rencontre, tous les préliminaires prescrits comme formant le *premier* mouvement de l'acte doivent être menés à *leur terme. Il* n'est pas exagéré de dire qu'il faut les prolonger pendant *quelques jours !* Ne vous étonnez pas, jeune époux, de cette affirmation ! Alexandre Dumas, père, a bien écrit : "Oh, jeune époux, prenez garde aux premières ouvertures que vous ferez à votre fiancée ! Elle peut reculer devant ce qu'elle sent venir, elle peut mettre ses mains sur ses yeux pour se cacher la vue, mais n'oubliez pas qu'elle est une femme, et qu'elle est donc remplie de *curiosité*, en toutes circonstances ! Et vous pouvez être sûr que, même si elle s'aveugle avec ses mains pendant qu'elle escalade les hauteurs vertigineuses où vous la conduisez, *elle regardera quand même à travers ses doigts !* Elle vous observera d'un œil très critique et notera toute manifestation d'*égoïsme ou de maladresse de votre part ! Soyez donc vigilant !* Tu penses peut-être que ta flèche est dirigée vers le soleil. Veillez à ce qu'elle ne s'enfonce pas dans la boue ! Ce sont de bonnes paroles, qu'il faut écouter quoi qu'il arrive !

En règle générale, si la mariée est vierge, il convient de *laisser s'écouler beaucoup de temps avant de passer à l'acte sexuel !* Un retard à ce niveau entraînera une éventuelle rapidité amoureuse plus tard. Les jeunes gens devraient prendre le temps de se connaître mieux que jamais, de s'habituer dans une certaine mesure à la présence non couverte de l'autre et aux nouvelles possibilités de "faire la cour" et de "jouer ensemble" qu'offrent leurs nouvelles conditions. En tout état de cause, le coït complet ne devrait pas être tenté avant que la mariée ne soit au moins *consentante.* Si l'on peut l'amener à être *anxieuse* à l'idée de la rencontre, c'est encore mieux.

Ainsi, après avoir pris tout le temps nécessaire pour se préparer à l'acte, nous arrivons à la première union des organes d'un couple nouvellement marié, l'épouse étant vierge. C'est ici qu'une explication s'impose.

La vulve, ou partie externe des organes sexuels féminins, est une ouverture en forme de bouche, située latéralement entre la partie antérieure des cuisses. Par sa forme, sa taille et sa structure, elle ressemble beaucoup aux parties externes de la bouche proprement dite. Il commence juste devant l'anus et s'étend vers l'avant au-dessus de l'os pubien et un peu plus haut sur le ventre. Sa longueur latérale totale est d'environ quatre pouces ou plus.

Cet organe est composé de plusieurs parties, comme suit :
Les lèvres, ou labiales, comme on les appelle
techniquement, le clitoris et l'orifice vaginal. Les lèvres
forment une double rangée, deux de chaque côté, et sont
connues sous le nom de grandes lèvres et petites lèvres,
c'est-à-dire les lèvres les plus épaisses et les plus fines, ou
les plus grandes et les plus petites. Elles s'étendent sur
presque toute la longueur de la vulve, les lèvres extérieures
se repliant sur les lèvres intérieures lorsque les cuisses sont
rapprochées. Les parties externes des grandes lèvres sont
recouvertes de poils. Par leur épaisseur et leur qualité, ces
lèvres ressemblent beaucoup aux lèvres du visage de
chaque individu : une grande bouche et des lèvres épaisses
indiquent une grande vulve et des lèvres épaisses, et vice-
versa. Le clitoris est une glande située en avant, sur la partie
supérieure de la vulve. Il correspond presque exactement,
dans sa composition et sa fonction, au gland du pénis de
l'organe masculin. L'orifice vaginal se trouve à l'arrière,
sur la partie inférieure de la vulve, et débouche directement
sur le vagin proprement dit.

Toutes ces parties sont composées de nerfs très sensibles et
sont recouvertes d'une peau fine, délicate et extrêmement
sensible, presque exactement comme celle qui tapisse les
joues et la bouche. Le clitoris et les lèvres sont remplis de
vaisseaux sanguins extensibles et, en état de tumescence, ils
sont considérablement agrandis par un afflux de sang dans
les parties. Le clitoris, dans cet état, subit un élargissement,
ou "érection", qui est exactement comme celui du gland du
pénis. Voilà pour la physiologie de cette partie des organes
sexuels féminins, qui devrait être bien comprise par tous les
futurs mariés, même si ce n'est pas toujours le cas.

À l'état vierge, la vulve possède une autre partie, qui n'a
pas encore été nommée, à savoir l'hymen, ou "tête de jeune

fille", comme on l'appelle communément. Il s'agit d'une membrane qui se développe sur la partie antérieure, ou supérieure, de l'ouverture vaginale et qui *ferme* ainsi presque toute cette partie de la vulve. L'hymen n'est cependant pas toujours présent, même en cas de virginité incontestable. Il est parfois déchiré dans l'enfance par les doigts de la petite fille qui "joue avec elle-même". Parfois, il est rompu par le soulèvement, d'autres fois par l'utilisation d'une seringue féminine de grande taille. *Pour toutes ces raisons, il n'est pas juste de conclure qu'une mariée n'est pas vierge parce que l'hymen n'est pas présent et visible lors de la première coït.*

Or, beaucoup de jeunes maris, et quelques jeunes femmes, ignorent totalement l'*existence de l'*hymen, et les troubles qu'il peut causer dans la seconde partie de l'acte sexuel, lors d'une première rencontre. Cette membrane est souvent assez résistante et solide. Elle pousse rapidement sur la partie inférieure du clitoris et sur les surfaces intérieures des petites lèvres, et elle couvre une telle partie de l'ouverture vaginale qu'il est pratiquement impossible pour le pénis en érection de pénétrer dans le vagin aussi longtemps qu'elle est présente. Si, dans ces conditions, la mariée et le marié (surtout ce dernier) ignorent la construction réelle des parties et tentent d'unir les organes, ils constateront que cette union est entravée, voire impossible ; et si l'homme, perplexe, impatient et passionné, *force* une entrée précipitée dans le vagin, rompant l'hymen sans ménagement, il blessera cruellement la femme, la fera probablement *saigner* librement des parties blessées, et la choquera gravement ! Tout cela constituerait un point négatif pour le mari, le ferait passer pour une brute ou un maladroit, et tendrait ainsi à faire en sorte que sa "flèche orientée vers le soleil s'enfonce dans la boue".

La chose à faire ici est, tout d'abord, de connaître la situation et d'en parler, puis de faire soigneusement, délicatement, tout ce qui peut être fait pour y remédier. Si les conditions sont bien comprises par les futurs mariés, ils peuvent, dans presque tous les cas, en travaillant et en agissant ensemble avec soin, surmonter l'obstacle, retirer l'hymen avec peu ou pas de douleur ou de perte de sang.

En fait, lorsque le moment de la rencontre arrive, si tous les faits sont connus et que le mari maintient son pénis en érection immobile et stable contre l'hymen, la mariée exercera une telle pression sur l'hymen et se tortillera autour de lui que, *par ses propres mouvements*, elle brisera la membrane et s'en débarrassera. Elle sait quelle douleur elle peut endurer et, lorsque la pression est trop forte, elle peut la soulager par ses propres moyens ! Quoi qu'il en soit, *elle fait* elle-même ce qu'*elle a à faire, et c'*est ainsi que ne peut jamais s'en prendre à son mari !

Il est rare que, grâce à la volonté, au désir et aux efforts mutuels des deux époux, l'obstacle ne puisse être éliminé à la satisfaction des deux époux. Si, toutefois, des efforts minutieux et bien exécutés ne parviennent pas à l'éliminer, il convient de faire appel aux services d'un chirurgien qui, par une opération très simple et presque indolore, peut lever la difficulté. Mais jamais, *non jamais*, il ne faut l'arracher brutalement par la force du mari et sans la pleine volonté de la femme. *Notez-le bien.* En fait, la chose la plus sage et la plus pratique à faire pour toute jeune mariée serait d'aller voir un chirurgien quelques jours avant son mariage, et de lui demander d'enlever l'hymen pour elle. Cette opération est pratiquement indolore et très facile à réaliser. Cependant, cette opération pourrait faire douter le mari de la virginité de la jeune femme, et c'est donc un point sur lequel il faut être prudent !

L'ablation de l'hymen est souvent qualifiée de "défloration", c'est-à-dire de mise en pièces d'une fleur. Ce terme n'est pas heureux. L'ablation de l'hymen n'a rien enlevé d'utile, mais beaucoup de choses utiles ont été acquises. Un organe qui a dépassé l'utilité qu'il pouvait avoir autrefois a été enlevé, et sa disparition a rendu possible de nouvelles et belles utilisations dans la vie. Si cela a été accompli par le désir et l'effort mutuels des mariés, c'est une cause de joie et non de tristesse, de plaisir et non de deuil. On peut tout aussi bien pleurer l'ablation de l'appendice vermiforme que la destruction de l'hymen.

Cet obstacle ayant été correctement surmonté, le deuxième acte du coït n'offre aucune situation qui appelle une remarque ou une explication supplémentaire.

Et maintenant, quelques mots sur les probabilités de conception à la suite d'un coït et sur certaines questions qui y sont étroitement liées.

En premier lieu, tout mari et toute femme en bonne santé et assez bien pourvus devraient désirer avoir des enfants et agir conformément à ce désir. Cela n'est pas seulement en harmonie avec l'objectif premier de la sexualité dans la famille humaine, mais c'est aussi une réponse à une exigence naturelle de l'âme humaine, tant chez l'homme que chez la femme. Comme Bernard Shaw le fait dire à Jack Tanner : "Il y a un cœur de père et un cœur de mère" et la *parentalité est le désir suprême de tous les hommes et de toutes les femmes normaux et sains d'esprit. Il* ne s'agit pas d'un "instinct", mais de quelque chose de bien supérieur à cette qualité.

La parentalité chez les simples animaux est le résultat de l'instinct, et de lui seul, mais il n'en est pas de même dans la race humaine. L'être humain désire naturellement fonder un foyer, et un foyer, au sens le plus large du terme, signifie des *enfants* et un "cercle familial". C'est une chose que les animaux ne connaissent pas. Les mères animales oublient et ignorent leur progéniture dès qu'elle est sevrée ; et les pères animaux les tuent souvent dès leur naissance, s'ils en ont l'occasion. Ces faits prouvent que la parentalité, dans la famille humaine, est quelque chose de beaucoup plus important que dans le reste du règne animal. En effet, toute la question de la comparaison de cette qualité, telle qu'elle existe dans l'humanité, avec celle des animaux seulement, n'est qu'une continuation de l'abomination similaire de la comparaison des fonctions sexuelles de ces deux formes de vie. Dans l'essence même de l'existence, elles ne sont en aucune façon comparables ; et faire une telle comparaison n'est pas seulement de la folie, mais s'approche de la criminalité. Les résultats d'une telle démarche conduisent certainement à la criminalité.

Fondamentalement, presque tous les hommes et toutes les femmes se marient dans le but et l'espoir d'avoir une famille d'enfants. Ils ne le disent peut-être pas ainsi, ne le reconnaissent peut-être même pas, ni l'un ni l'autre, ni eux-mêmes, mais si des personnes mariées constatent qu'elles *ne peuvent pas* avoir d'enfants, c'est pour elles deux une source de regret inexprimable. Dans de tels cas, le désir inhérent d'être parent "crie à haute voix et ne s'épargne pas". Une femme "stérile" pleure beaucoup son incapacité et versera des larmes amères sur ce fait, si elle est vraiment humaine ; et un homme "impuissant" sera pratiquement méprisé par tous ceux qui sont conscients de son incompétence.

Et pourtant, si tous les hommes et les femmes normaux désirent avoir des enfants, il est juste qu'ils désirent les avoir *comme ils le veulent,* et *quand ils le* veulent, et non pas *quand ils viennent par hasard* ! *En d'autres* termes, les personnes sensées et réfléchies, qui font des plans précis pour l'avenir, veulent faire de la venue des enfants une affaire d'arrangement *délibéré, et* non de *hasard.*

C'est non seulement ce qu'il devrait être, mais c'est aussi la seule bonne façon d'engendrer et de faire naître des enfants. Cette affirmation appelle quelques mots particuliers sur le droit des parents à réglementer la production de la progéniture.

On parle beaucoup, dans certains milieux, de "suicide racial" et de la méchanceté de limiter délibérément le nombre d'enfants dans une famille. Ces propos et ces écrits suscitent des interrogations anxieuses dans l'esprit de jeunes mariés consciencieux, hommes et femmes, qui souhaitent faire ce qu'il faut, mais qui ne savent pas ce qu'est ce qu'il faut faire, et c'est pour eux que sont prononcés les mots suivants :

Il y a de nombreuses années, un philosophe et homme d'État anglais, Malthus, a découvert et annoncé le fait que le taux d'accroissement naturel de la race humaine était plusieurs fois supérieur au taux de production possible de nourriture pour subvenir à ses besoins. D'un point de vue scientifique, il a déclaré que "le taux d'accroissement de l'humanité est dans un rapport géométrique, tandis que le taux d'accroissement de la production alimentaire possible est dans un rapport arithmétique". Sur cette base, il a raisonné en disant que, à moins que le surplus de la production humaine ne soit coupé et détruit d'une manière ou d'une autre, l'ensemble de la race humaine finirait par demander plus de nourriture qu'il n'est possible d'en produire ; et donc, en temps voulu, la race entière périrait de faim !

Il a ensuite expliqué que le but de la maladie, de la peste, de la famine, de la pauvreté et de la guerre était d'éliminer et de détruire le *surplus de* l'humanité, et donc que tous ces prétendus maux étaient en réalité des bénédictions déguisées, et qu'*il serait malvenu d'interférer* avec leur action réellement bénéfique ! On pourrait écrire des volumes, et ils ne pourraient pas raconter la moitié de la misère et du mal que la promulgation de cette doctrine a fait au monde civilisé, mais il n'y a pas de place ici pour donner de tels détails ; et il n'est pas nécessaire de le faire, bien que l'énoncé de la doctrine doive être fait pour préparer ce qui va suivre.

Or, n'est-il pas beaucoup plus raisonnable de supposer que, *puisque la possibilité de déterminer le nombre d'enfants qu'un mari et une femme peuvent engendrer leur a été donnée*, que ce résultat peut être, pour eux, une question de choix, d'exercice de la volonté et non d'instinct aveugle ? que, puisque ce résultat peut être, pour eux, une question de *choix*, d'*exercice de la volonté*, et non d'instinct *aveugle - dans* ces circonstances, qui toutes existent indubitablement, n'est-il pas beaucoup plus raisonnable de croire que *le Créateur a voulu* que la limitation du nombre d'êtres humains dans le monde se fasse en *réduisant le taux de natalité*, plutôt qu'en *tuant le surplus* après leur naissance !

Un homme ou une femme intelligent(e) ne peut donner qu'une seule réponse à cette question.

Ces faits établissent donc le *bien-fondé de la détermination du nombre et de la taille de la famille par chaque mari et chaque femme*. Mais cela ne signifie pas qu'ils doivent s'abstenir totalement de cohabiter pour ne pas avoir d'enfants ! Cette phase de l'argumentation a déjà été examinée et résolue. Mais cela signifie que les maris et les femmes ont le droit d'utiliser les moyens légitimes pour limiter le nombre de leurs enfants, dans l'intérêt de toutes les parties concernées - eux-mêmes, leur situation, les enfants nés ou à naître, l'État, la nation. Que les futurs mariés soient bien convaincus et bien établis dans leur esprit sur ces points, le plus tôt possible dans leur relation. Ils doivent l'être dès le départ, pour obtenir les meilleurs résultats.

La question se pose alors : Comment peut-on déterminer délibérément et volontairement le nombre d'enfants qu'un mari et une femme peuvent avoir ?

Et la réponse est que *cela ne peut jamais être accompli par une cohabitation négligente et hasardeuse ! Au contraire, on* ne peut y parvenir qu'en pratiquant le coït avec le plus grand *soin* et la plus grande *vigilance, en connaissant parfaitement* les données physiologiques et en agissant *toujours en* conséquence. Ce n'est pas un chemin à parcourir sans précaution, mais c'est un chemin qui vaut la peine d'être emprunté, malgré tout.

Sur ce point, il faut dire que tous les hommes et femmes sains d'esprit et intelligents s'accordent à dire que tout ce qui se rapproche de l'*infanticide n'*est rien de moins qu'un crime, et que l'avortement, sauf pour sauver la vie de la mère, est pratiquement un meurtre.

Mais si tout cela est vrai, empêcher le contact de deux germes qui, s'ils s'unissaient, risqueraient de donner naissance à une forme humaine vivante, est une *tout autre affaire.*

Ce n'est que cet aspect de la situation qui sera examiné dans la suite.

Or, comme nous l'avons déjà montré, les conditions essentielles de la conception sont la présence de l'ovule dans l'utérus et sa rencontre avec le sperme dans l'utérus. Le corollaire est que chaque fois que ces coïncidences se produisent, il y a *possibilité de* conception.

Mais dans tous les cas *normaux*, l'ovule ne passe dans l'utérus qu'une fois tous les vingt-huit jours ; et, en règle générale, il ne reste dans l'utérus que pendant environ la moitié de cette période, c'est-à-dire pendant environ 14 ou 15 jours par mois. Ainsi, comme le flux menstruel cesse environ cinq jours après son début, l'ovule sera sorti de l'utérus environ dix jours *après son* arrêt, et cet organe ne contiendra donc rien d'inexpugnable. Dans ces conditions, le sperme peut être déposé dans l'utérus sans risque de fécondation. Il s'agit d'une proposition simple et facile à comprendre si elle est connue.

Toutefois, il convient de préciser que ces conditions *généralement* courantes ne sont pas toujours *réunies, c'est-à-dire qu'*elles *ne s'appliquent pas* à *toutes les* femmes. Certaines femmes peuvent concevoir à *n'importe quel* moment du mois, si on leur en donne la possibilité. La raison physiologique de cette possibilité serait la suivante : Il y a toujours des ovules dans les ovaires, à différents stades de développement. Mais, dans des cas exceptionnels, ces ovules sont parfois si partiellement retenus dans les ovaires que, sous l'excitation du coït, et parce que toutes ces parties se dilatent tellement pendant l'acte, un ovule peut échapper à ses amarres, dans ces conditions, descendre dans l'utérus à une saison inopportune, y rencontrer le sperme, et une grossesse s'ensuivre. Tels sont les faits *dans certains cas.*

Comment, dès lors, un mari et une femme peuvent-ils savoir ce qu'il en est, ou ce qu'il en sera, dans *leur cas* particulier ?

La réponse est qu'ils ne peuvent le savoir qu'en essayant, ce qui devrait être fait de la manière suivante :

La *première* rencontre sexuelle entre les mariés ne devrait *jamais avoir* lieu avant qu'au moins *dix jours ne se soient écoulés après la fin du flux menstruel de la mariée ! C'est une règle qui ne devrait jamais être enfreinte* si les parties souhaitent "*tester*" la condition réelle de la mariée, à savoir si elle a ou non du "temps libre". Il y a de fortes chances qu'elle *dispose d'une* telle marge de manœuvre, mais le fait ne peut être établi qu'en "prouvant", ce qui *ne peut jamais être* fait si l'on prend des *risques.* C'est la règle numéro un.

C'est pourquoi il est bon que la mariée fixe le jour du mariage et, si possible, qu'elle le situe pendant la période d'immunité probable. Et plus elle peut rapprocher ce jour du *début de* cette période d'absence de danger de grossesse, mieux c'est. En effet, s'il arrivait que le premier coït ait lieu seulement un *jour ou deux avant le* moment où un autre "mensuel" est prévu, cette excitation pourrait accélérer le passage de l'ovule presque mûr dans l'utérus, et la conception pourrait avoir lieu. Dans ce cas, "toute la graisse serait dans le feu", rien ne serait prouvé et les parties seraient toujours aussi ignorantes des faits de *leur* affaire.

Ainsi, la *première* rencontre sexuelle d'une mariée et d'un marié doit avoir lieu au plus tôt *dix jours après la fin du flux menstruel et au plus tard trois jours avant l'échéance mensuelle suivante. Inscrivez ce site comme règle numéro deux, à ne jamais enfreindre.*

Et si le mariage a lieu avant l'arrivée de cette période d'immunité probable de la part de l'épouse, la seule chose sûre à faire est d'"attendre patiemment" jusqu'à ce que ce moment arrive. Cela peut "exiger de la force d'âme" de la part des deux parties, mais c'est la seule chose sûre à faire. Et cette attente sera amplement récompensée. L'auteur connaît un cas où le mariage a eu lieu trois jours seulement avant que le prochain mois de la mariée ne soit dû, et où elle et son mari ont attendu plus de *deux semaines* avant de se rencontrer sexuellement ! Mais l'attente a été payante, car elle a prouvé que la mariée disposait de *deux semaines* de *"temps libre"* par *mois, ce qui valait la peine d'être découvert ! Prenez le temps !*

Ajoutons que c'est une grande réussite pour un mari et une femme de ne pas craindre une grossesse à la suite d'un coït. C'est mille fois plus vrai pour la femme que pour l'homme, car c'est elle qui doit porter le fardeau de la suite, si suite il y a. Le mari peut "faire l'acte" et vaquer à ses occupations. Le mari peut "passer à l'acte" et vaquer à ses occupations. La femme, si "la graine fertile" prend racine, a devant elle des mois de soins et d'anxiété, et elle risque sa vie même dans ce qui peut résulter de tout cela. Pour ces raisons, elle a le *droit de dicter toutes les conditions* susceptibles de l'amener à devenir mère. *Mais elle doit le faire dans le plein respect du mari, dans l'amour, dans la vraie féminité.* Sur ce point, ne manquez pas de lire "The Helpmate", de May Sinclair. C'est une histoire qu'aucune mariée et aucun marié ne devrait manquer de lire et d'étudier attentivement.

La question de savoir comment pratiquer un coït satisfaisant et éviter une grossesse peut être résumée comme suit : -

L'obtention d'une telle condition vaut bien les efforts les plus prudents, les plus sérieux et les plus honnêtement laborieux. En effet, si cette condition n'est pas atteinte, son absence sera une source de disputes et de différends sans fin entre le mari et la femme. Cela entraînera des jalousies, des querelles et toutes sortes de malheurs conjugaux. Mais une fois la situation maîtrisée, grâce aux méthodes scientifiques les plus aimantes et les plus précises, il en résultera à coup sûr une vie conjugale heureuse. Dans le cas contraire, l'"état matrimonial" restera toujours dans un état d'"équilibre instable". Que chaque jeune marié commence donc, *dès le début,* à essayer d'établir l'accomplissement grandement désiré. Si vous souhaitez en savoir plus sur ce point, consultez un médecin fiable.

VIII. L'ART DE L'AMOUR

Et il y a encore à dire ! N'est-il pas écrit que "l'art est long" ? *Et l'Art de l'Amour est le plus long de tous les arts, et le plus difficile à maîtriser et à atteindre !*

Il est malheureux, et pourtant assez fréquent, que les organes sexuels du mari et de la femme ne soient *pas bien assortis* et qu'il en résulte des troubles, parfois très graves. Lorsque cette situation est constatée, elle doit être traitée avec sagesse et bon sens, et il y a de fortes chances pour que la difficulté soit surmontée, à la pleine satisfaction des deux parties concernées.

Dans de tels cas, la confusion provient généralement du fait que le pénis du mari est trop long pour le vagin de la femme. C'est très souvent le cas lorsque la femme est du genre "bouboule", avec une petite bouche et des doigts courts, alors que le mari est "dégingandé", avec une grande bouche et de longs doigts. Il s'agit de faits qui doivent être pris en considération avant le mariage et qui doivent être pris en compte pour déterminer si les parties sont "adaptées" l'une à l'autre. Ils *seraient d'*ailleurs considérés comme tels s'ils étaient connus de tous, ce qui n'est certainement pas le cas. Voilà encore un endroit où l'ignorance et l'"innocence" font leur travail et créent des problèmes dans la vie conjugale !

Dans un tel cas, le pénis trop long, lorsqu'il est complètement inséré dans le vagin trop court, et surtout lorsque, au moment de l'orgasme, les deux organes sont vigoureusement serrés l'un contre l'autre, comme l'exige l'impulsion des deux parties à ce stade de l'acte, l'extrémité du pénis est poussée contre les parois arrière du vagin, souvent furieusement, souvent avec fureur, ce qui a pour effet d'étirer et de forcer le passage vaginal dans le sens de la longueur, d'exercer une pression anormale sur l'utérus, et il n'est pas rare qu'il soit poussé hors de sa place et que le tractus utérin se rompe parfois sérieusement, provoquant ainsi toutes sortes de résultats malheureux et grandement regrettables.

En raison de ce danger, la première rencontre du mari et de la femme doit être accomplie avec le plus grand soin, en particulier dans la *deuxième* partie de l'acte, la première mise en commun des organes. C'est le seul moyen de déterminer, dans chaque cas, comment les organes "s'emboîtent", et heureux sont les intéressés si cet emboîtement s'avère parfait !

Mais s'il s'avère qu'il y a un décalage, de la nature de celui qui vient d'être décrit, les conditions peuvent être ajustées si l'on utilise les moyens adéquats.

(Avant d'aborder ce sujet, il convient toutefois de préciser que la taille relative des organes sexuels ne peut jamais être entièrement évaluée en fonction de la taille du corps d'un homme ou d'une femme. Beaucoup d'hommes de petite taille ont un pénis anormalement grand et long, et beaucoup de femmes de petite taille ont une grande vulve et un long vagin ; et l'inverse de tout cela est vrai, dans le cas de beaucoup d'hommes et de femmes. Ces éléments du décompte font partie des choses qui ne peuvent jamais être connues avec certitude, sauf par un essai réel, ce qui n'est pas possible dans l'état actuel des choses).

Ainsi, si l'on constate l'existence d'une "mauvaise correspondance" dans un cas donné, il est possible d'y remédier, dans la plupart des cas, de la manière suivante :

Au lieu de prendre la position pour le coït qui a déjà été décrite - la femme sur le dos et l'homme au-dessus d'elle - *voici ce qu'il faut* faire : Que l'homme se couche sur le côté gauche, ou en partie sur le côté gauche et en partie sur le dos, face à la femme, la jambe gauche relevée de façon à ce que la cuisse fasse un angle de 45 degrés avec le corps, et le genou plié à peu près au même angle. La femme, couchée sur le côté droit, monte dans ses bras de cette façon : Qu'elle place sa hanche droite dans l'angle formé par la cuisse gauche de son mari et son corps, de sorte que *sa jambe gauche* soutienne *ses hanches* en se plaçant sous elles ; qu'elle place sa jambe droite entre ses jambes, qu'elle jette sa jambe gauche par-dessus sa jambe droite, qu'elle passe son bras droit autour de son cou, et que son bras gauche soit placé en travers de son corps, sous son bras droit. Son bras gauche doit être placé autour de sa taille par le bas, et son bras droit doit être laissé libre de se déplacer sur son corps, comme il le souhaite. Dans *cette* position, les hanches de l'homme forment une sorte de selle dans laquelle la femme "monte" facilement, naturellement et avec le plus grand confort ; tandis que l'homme, dont tout le corps est soutenu par le lit, sera parfaitement à l'aise et pourra maintenir la position beaucoup plus longtemps, sans se fatiguer, qu'il ne le pourrait s'il était au-dessus de la femme, se soutenant par les coudes et les genoux, et avec les bras de la femme autour de sa taille, soulevant ainsi son corps et ajoutant son poids au sien, le tout devant être soutenu par lui. Un instant de réflexion permettra de constater que cette position présente de nombreux avantages, en plus de celui de la forme supérieure de l'homme. La femme, dans cette position, n'est pas entièrement supérieure, mais elle est en partie sur le côté droit et en partie sur le ventre. Tout son poids repose sur le corps de son mari, mais son poids ne le fatigue pas, car le lit qui se trouve en dessous de lui les soutient facilement tous les deux.

Dans cette position, les organes sexuels sont rapprochés et leur union se fait facilement. Mais attention ! C'est la *femme, et* non l'*homme, qui* a le *contrôle total* de cette rencontre, et qui peut donc la régler à *sa guise* ou selon ses *besoins.* Ses hanches sont parfaitement libres de se rapprocher ou de s'éloigner de celles de l'homme ; *elle peut donc déterminer la quantité de pénis qui doit pénétrer dans son vagin !* Et si son pénis est trop long pour elle, elle peut adapter son action à ce fait !

Quant à l'homme, sa satisfaction sera tout à fait égale, sinon supérieure, à celle qu'il éprouverait s'il était dans l'autre position. L'aisance de son corps, le fait qu'il n'a pas à craindre de blesser la femme, tout cela lui procurera un plaisir d'une valeur réelle, qui contribuera à sa délectation autant qu'à celle de la femme qu'il tient dans ses bras. Le mouvement de va-et-vient s'effectue aussi facilement dans cette position que dans l'autre ; et à l'apogée, les organes peuvent se presser passionnément l'un contre l'autre, sans pour autant blesser la femme. En effet, la femme, libre de ses mouvements, peut courber ses hanches de façon à ce que l'os pelvien, le *mons veneris,* comme on l'appelle techniquement, reçoive la plus grande partie de la pression, et en même temps l'angle ainsi formé par les positions relatives du vagin et du pénis empêchera ce dernier de pénétrer trop loin dans le vagin, et protégera ainsi ses parois arrière et l'utérus de tout danger de blessure. L'orgasme est aussi parfait dans cette position que dans l'autre. Elle est aussi *naturelle* que l'autre et il suffit de l'essayer pour s'en convaincre.

Et maintenant, un autre point. (Il est curieux de voir comment ces détails se prolongent. Mais il n'y a rien à faire. Nous devons continuer, maintenant que nous avons commencé).

Une cause très fréquente d'insatisfaction conjugale est la *différence de temps qu'*il faut au mari et à la femme pour atteindre le point culminant, l'orgasme. Comme nous l'avons déjà noté, le plus grand plaisir de l'acte est atteint lorsque cet orgasme est simultané, c'est-à-dire qu'il survient exactement au même moment pour les deux parties. Mais il n'est pas toujours facile d'y parvenir, d'où ce qui suit :

En règle générale, les femmes sont plus lentes à atteindre l'orgasme que les hommes. Ce n'est pas toujours le cas, mais c'est généralement le cas. Certaines femmes sont tellement passionnées qu'elles "dépensent" plusieurs fois contre une seule fois pour leur mari ! L'auteur connaît un cas où la femme éprouve régulièrement l'orgasme quatre ou cinq fois contre une seule fois pour son mari. Il s'agit d'une épouse charmante et d'une femme très accomplie, en aucun cas "charnelle" ou "mondaine". Le problème est que ses organes sexuels sont extrêmement sensibles alors que ceux de son mari sont inversés ; ils sont "programmés" différemment, c'est tout. Le cas est rare et, en règle générale, les femmes sont "chronométrées" plus lentement que les hommes.

De même, après que l'homme a dépassé l'orgasme, il lui est, dans la plupart des cas, impossible de poursuivre l'acte, à ce moment précis, et d'amener la femme au point culminant, si elle ne l'a pas encore atteint, du fait qu'avec l'expulsion du sperme, il se produit généralement une détumescence du pénis, et que l'organe est incapable d'exciter la femme lorsqu'il se trouve dans cet état. Par conséquent, si le mari "jouit" *en premier*, il n'y a aucune possibilité pour la femme d'atteindre le point culminant à ce moment-là. Elle reste donc insatisfaite, tous ses organes sexuels sont congestionnés, et toute la situation est insatisfaisante, à l'extrême. En revanche, si la femme atteint l'orgasme en premier, sa vulve et son vagin ne se détendent que très peu et très lentement, de sorte qu'il est parfaitement possible pour le mari de poursuivre son action et d'atteindre l'orgasme, même si sa partenaire a déjà "dépensé".

Dans ces conditions, il est facile de voir que, lorsque la femme est plus lente que son mari, comme c'est souvent le cas, le coït risque fort d'être une affaire très unilatérale, dans laquelle le *mari obtient toute la satisfaction et la femme peu ou* PAS du tout - une *situation très malheureuse pour les deux parties, mais surtout pour la femme. L'*auteur a connu un cas où un mari et une femme vivaient ensemble pour célébrer leurs noces d'or, et où la femme n'a jamais eu d'orgasme, bien que le mari ait cohabité avec elle plusieurs fois par mois, pendant la plus grande partie de leur vie conjugale. Il n'y avait aucune raison valable pour qu'il en soit ainsi, si ce n'est que le mari était "rapide dans l'action" et la femme quelque peu lente, et qu'ils n'avaient jamais synchronisé leurs décalages horaires. La chère vieille dame est morte à quatre-vingt-dix ans, sans jamais avoir connu la joie qu'elle avait souhaitée depuis sa nuit de noces. Le mari et la femme étaient tous deux d'excellentes personnes. *Mais ils ne savaient pas !* L'un était ignorant et l'autre innocent, et c'est reparti !

La chose à faire, dans de telles circonstances, est que les parties se "rapprochent". Et le moyen d'y parvenir est, tout d'abord, de *prolonger la PREMIÈRE partie de* l'acte, jusqu'à ce que la femme ait non seulement rattrapé, mais même *devancé son* mari dans l'état de sa passion. Pour parvenir à cet état, *le mari doit utiliser tous les moyens pour stimuler la nature sexuelle de sa femme et augmenter son désir de coït.* Voici quelques exemples de ce qu'il peut faire pour obtenir de tels résultats :

Les seins d'une femme sont directement reliés à tous ses nerfs reproducteurs. C'est particulièrement vrai pour les mamelons. Les toucher revient à exciter directement tous ses organes sexuels. Les lèvres et la langue sont également reliées nerveusement à ces parties vitales et, par conséquent, si le mari "joue" avec les seins de sa femme, en particulier avec ses mamelons, en les manipulant avec ses doigts ou, mieux encore, avec ses lèvres et sa langue - en même temps, s'il caresse sa vulve avec ses doigts, en particulier le clitoris, *et si elle l'encourage à le faire,* en tenant son sein d'une main, en le secouant comme son mamelon est dans les lèvres de son amant ; si, allongée sur le dos, son mari à sa droite et son bras gauche autour de sa taille, elle écarte largement les jambes, ouvrant ainsi la vulve au maximum, et balance ses hanches, les élevant et les abaissant à intervalles réguliers ; et, puisqu'elle a une main libre, si elle prend le pénis de son mari avec et "joue" avec lui comme son amant joue avec sa vulve - s'ils font cela, rares sont les cas où la passion ne se développe pas chez la femme à un degré presque souhaitable. Sous l'effet d'une telle "cour", les parties s'élargiront toutes, les sécrétions précoïtales couleront en abondance et, en temps voulu, tout sera prêt pour la seconde partie de l'acte. Cette partie du coït est vraiment l'une des plus agréables de tout l'acte.

Si, par hasard, la sécrétion précoïtale tarde à se manifester chez la femme, de sorte que la vulve est sèche lorsque le mari la caresse, qu'il humidifie la partie avec la salive de sa bouche. Pour ce faire, il doit humecter ses *doigts avec la salive de sa* bouche, transférer cette salive sur la vulve, puis procéder à la caresse. Cette humidification de la vulve avec de la salive peut être répétée *plusieurs fois, si nécessaire,* toujours jusqu'à ce que l'écoulement du liquide précoïtal des parties elles-mêmes rende toute humidification supplémentaire inutile. La *caresse d'une vulve sèche ne contribuera guère à l'éveil de la passion ou à la production de l'écoulement pré-coïtal* . Mais si les parties sont humidifiées, comme indiqué ci-dessus, ces deux résultats souhaités suivront, sauf dans de *très* rares cas.

Et que personne ne commette l'erreur de penser que le fait d'humidifier la vulve avec de la salive est inconvenant ou insalubre. Ce n'est pas le cas. Au contraire, c'est la façon dont la nature aide à la perfection un acte qui, sans cette aide opportune, ne pourrait jamais être mené à bien. Comme nous l'avons déjà noté, la salive et le liquide précoïtal sont chimiquement presque identiques. Ils sont tous deux une sécrétion naturelle d'une membrane muqueuse, ont une réaction alcaline, leur but premier est la lubrification et, en fait, la salive est une application aussi naturelle sur les lèvres de la vulve qu'à l'intérieur de la bouche ou de la gorge. À vrai dire, l'application de salive sur les organes génitaux avant la coït est une pratique très répandue, à tel point qu'elle pourrait presque être considérée comme instinctive. Elle n'est mentionnée ici que pour éliminer tout préjugé qui pourrait subsister dans l'esprit sophistiqué du lecteur. Cette utilisation de la salive n'est pas plus à déconseiller que son application dans une centaine d'autres cas, tels que l'humidification des doigts pour tourner une feuille, ou le "léchage" des doigts après avoir mangé un bonbon. L'utilisation de ce liquide buccal pourrait être condamnée par les "trop gentils", mais elle est universellement pratiquée et n'est ni malsaine ni insalubre.

Il est parfois recommandé d'utiliser une certaine forme d'huile, comme l'huile douce ou la vaseline, comme onguent pour oindre les parties avant le coït, mais cette pratique ne peut pas être recommandée. L'huile n'est pas un produit naturel des parties sur lesquelles elle est appliquée, elle est chimiquement différente de leurs sécrétions, et enduire les organes délicats d'un fluide étranger à leur nature est imprudent, insalubre, pour ne pas dire immonde. C'est comme si l'on graissait la bouche pour que les aliments y glissent facilement. Il est facile de comprendre que l'application d'un tel onguent dans la bouche altère le goût, émousse les nerfs de la sensibilité et entrave considérablement l'utilisation naturelle et saine de la cavité buccale.

Il ne faut donc pas avoir peur ou honte d'utiliser la salive pour préparer la vulve et le vagin à l'accueil de leur partenaire naturel.

Ainsi, pour revenir à notre point de départ, si la femme est plus lente que son mari, sa passion peut être considérablement augmentée par la manipulation que nous venons de décrire. En effet, il est très facile d'aller si loin - les lèvres et la langue jouant avec le mamelon, et les doigts caressant la vulve - que la femme peut être amenée à l'orgasme sans qu'il y ait eu la moindre union des organes ! C'est une forme de masturbation (ce mot a un mauvais sens, mais c'est un bon mot, comme nous le verrons bientôt, et il a ses usages légitimes ; mais, en tant que préparation à la coït, il ne devrait pas être poussé plus loin que ce qui est essentiel pour amener la passion languissante de la femme à une tension égale à celle de son amant). Quelques semaines ou quelques mois de pratique permettront à une femme de déterminer à quel point cette forme de "cour" l'amènera au point d'excitation désiré ; et, lorsque ce point est atteint, elle devrait inviter son mari à "venir par-dessus", si la première position doit être adoptée pour le reste de l'acte ; ou, elle devrait se jeter dans les bras de son amant, si la deuxième position est utilisée.

Encore un peu - Si, après avoir adopté l'une ou l'autre position, il semble à la femme qu'elle n'est pas encore tout à fait à la hauteur de son mari en ce qui concerne l'intensité de sa passion, qu'elle cherche encore à la faire progresser, comme suit :

Si l'on adopte la position du mari supérieur, que celui-ci, après s'être mis en place et avant que les organes ne s'unissent, demande à sa femme de prendre son pénis dans sa main et, pendant qu'il monte et descend ses hanches, de lui caresser la vulve, en particulier le clitoris, avec le gland du pénis, sans pénétrer immédiatement dans le vagin, mais en continuant cette forme de contact *extérieur* des organes, pendant un temps plus ou moins long, en passant à côté de la bouche vaginale grande ouverte, même lorsque la femme lève les cuisses et, pour ainsi dire, la supplie d'y pénétrer ; l'excitant au point de la distraire - jusqu'à ce que, finalement, elle n'accepte plus de réponse négative, mais que, dans une extase, elle glisse le pénis dans le vagin et consomme ainsi leur union.

Si elle est suffisamment abandonnée à sa passion, cette entrée peut se faire d'un seul coup, pour ne pas dire d'un plongeon furieux. Mais si la vulve et le vagin ne sont pas encore complètement dilatés, l'entrée doit être faite avec soin, avec douceur, selon ce qu'elle peut supporter, selon ce qu'*elle* souhaite.

Parfois, oui, pas rarement, dans cette position, la caresse externe des organes peut être poursuivie jusqu'au bord de l'orgasme, de sorte que, surtout si l'entrée peut être faite, pour ainsi dire, dans une frénésie de plaisir passionné, les organes entrant dans une union complète d'une seule impulsion, ou se précipitant ensemble - alors le climax simultané *peut être* atteint avec un ou deux mouvements d'entrée et de sortie - ou, peut-être que le seul maître-plongeon peut gagner le but plus instantanément ! Si c'est le cas, on a atteint avec succès une consommation que l'on souhaite ardemment !

De même, si la femme est lente et l'homme rapide dans ce jeu de "rapprochement", cela permettra à l'homme d'allonger et de prolonger considérablement ce que l'on pourrait appeler le temps de sa *rétention* possible, s'il peut garder le prépuce sur le gland du pénis. Certains hommes n'y parviennent pas. S'ils ont été circoncis, bien sûr qu'ils ne le peuvent pas ! Mais si le gland du pénis peut être recouvert par le prépuce pendant toute la durée du jeu, cela permettra au mari de prolonger sa "durée de rétention" bien au-delà de ce qu'il pourrait faire autrement. Certains hommes ont le pouvoir de "retenir" presque n'importe quelle durée par l'exercice de leur volonté, ce qui leur permet d'*attendre* leur femme. Si la femme est plus lente que le mari, ce dernier doit *cultiver avec soin "l'art de retenir"* et donc de l'attendre. En *y parvenant, le bonheur conjugal s'en trouvera grandement accru.*

Cette même remarque (garder la glande couverte) s'applique avec la même force aux possibilités de rétention de l'homme après l'union des organes, et tout au long de la troisième partie de l'acte. Si le pénis peut entrer dans le vagin avec son "capuchon naturel", le mari peut donner à sa femme le plaisir d'un nombre de mouvements d'entrée et de sortie plusieurs fois supérieur à celui qu'il pourrait lui accorder autrement. Et si la femme est la plus lente des deux (comme c'est généralement le cas), elle appréciera grandement cette faveur et la rendra mille fois par les mouvements réciproques et réactifs qu'elle offrira à son amant *attentionné*.

C'est un point d'une importance presque suprême - ce "maintien du capuchon sur" le pénis, pendant l'acte, *si la femme est plus lente que le mari - s'ils ont* besoin d'un soin, pour s'assurer qu'ils "prennent leur pied ensemble".

Et voici un fait curieux, qui semble montrer que Mère Nature a spécialement prévu une récompense bienheureuse pour le mari et la femme qui seront attentifs à ce point. Ainsi, si le mari veille à ce que le gland du pénis soit recouvert par le prépuce (et, bien sûr, cela *ne* peut *jamais* être le cas si les organes sont unis lorsque la vulve et le vagin sont secs) lorsqu'il pénètre dans le vagin, et s'engage dans le mouvement de va-et-vient de manière à ce qu'il *reste couvert* au fur et à mesure que le *troisième* acte progresse, si cela est fait, lorsque l'orgasme arrive, si les deux "dépensent ensemble", si le mari et la femme "passent ensemble", au moment de l'apogée, si les deux "passent ensemble", l'utérus ouvrira pour ainsi dire sa bouche, saisira le prépuce, le glissera à nouveau sur le gland de sorte que, au moment suprême, le gland nu sera en contact le plus direct et le plus heureux avec la partie la plus sensible de l'utérus ! C'est une disposition merveilleuse de la nature, et l'utiliser, en jouir au maximum, c'est le plus grand plaisir de l'homme !

De même, si après que les organes sont bien ensemble, dans la position supérieure de l'homme, et que le mouvement de va-et-vient a commencé, on s'aperçoit que la femme est toujours en retard dans le jeu, elle peut grandement gagner en "rattrapage" si on lui permet d'être à l'*origine de la* plus grande partie du mouvement. Pour lui permettre de le faire, laissez son mari tenir son corps bien au-dessus d'elle, de façon à ce qu'elle ait toute latitude pour bouger ses hanches comme elle l'entend. En outre, si le mari veut bien, dans une large mesure, "ne pas bouger" et maintenir son pénis dans une position telle qu'il appuie sur la *partie supérieure* de la vulve, c'est-à-dire sur le clitoris, (comme on dit, s'il veut bien "monter haut") et permettre ensuite à sa *femme* de faire de "longs mouvements", en faisant glisser les organes l'un contre l'autre sur toute la longueur possible, avec le clitoris en contact constant avec le pénis, pendant toute la durée de chaque mouvement, tout cela augmentera considérablement et rapidement ses passions et l'amènera à l'apogée.

Ou bien, en guise de variation, si les organes peuvent être unis jusqu'à leur limite maximale, de sorte que la base du pénis appuie fermement sur le Mons Veneris, et que le clitoris et les lèvres s'agrippent presque à leur compagnon ; puis, dans cette position, si le mari maintient le *statu quo*, tandis qu'elle soulève ses hanches fermement contre les siennes, et *les balance*, dans une sorte de mouvement circulaire "en rond", pour ainsi dire, cela augmentera aussi considérablement sa passion, et l'amènera bientôt à l'apogée.

Dans ces deux dernières façons de faire la cour, le mari doit faire *très attention à ne pas* laisser le poids de son corps peser lourdement sur sa femme. Il doit se soutenir *entièrement* sur ses coudes et ses genoux, et permettre à sa femme de se soulever, au moins au niveau des hanches, en s'aidant de ses bras autour de sa taille. Ce n'est pas une difficulté pour le mari, s'il est un vrai amoureux. N'est-il pas fort, en effet, et à quoi sert sa force si ce n'est à faire plaisir à sa bien-aimée ? *Un vrai amoureux, dévoué, viril et viril, est toujours au service de sa bien-aimée ! La ravir, c'est se ravir doublement.* C'est un autre point que les simples animaux ne connaissent pas. Il n'y a rien dans leur nature qui réponde de quelque manière que ce soit à ce genre d'expérience. Toute l'expérience est *humaine ;* elle est productrice d'une joie, d'une *élévation spirituelle,* que la simple animalité ne connaît pas - ne peut pas connaître.

Jouer ainsi ensemble, se faire la cour ainsi (Car, à travers toutes ces actions, une ligne de *réciprocité complète doit courir !* Le mari peut *sembler s'*adapter spécialement, et tout ce qu'il fait, aux caprices ou aux nécessités de sa femme ; mais, même ainsi, ce sera plus un plaisir pour *lui* que pour *elle,* vu sur le *plan spirituel,* selon le principe qu'"il est plus heureux de donner que de recevoir" - et aucune parole plus vraie que celle-ci n'a jamais été prononcée - tandis que, dans le même temps, la femme, bien qu'elle *semble* seulement se satisfaire elle-même, chercher à atteindre ce qu'elle seule désire, en fait, par son action même - et par le fait même, la femme est plus heureuse que l'homme, En se courtisant ainsi, les amants apprendront à "chronométrer" parfaitement leur relation, chacun sachant exactement quand l'autre est prêt, par une sorte de *conscience spirituelle,* pour ainsi dire, et ainsi un parfait point culminant peut être atteint.

Prenez le temps, laissez l'amour dominer et diriger ; bannissez tout égoïsme ; *laissez le mari garder sa tête, et* LA FEMME perdre complètement la sienne, la jeter aux vents, pour être entièrement emportée par le tourbillon de sa passion ; se sentir libre, se délecter, se laisser aller, aller, aller, sans se soucier de l'endroit où l'on se trouve ! Faites ces choses, et la vie conjugale sera glorieuse ! Tel est le royaume des cieux, pour les amoureux vraiment mariés !

Pour les égoïstes et les matérialistes, ce sera du "grec" ou de la "folie", mais pour les vrais sages, ce sera une *vie incommensurable*. C'est un paradoxe, mais il faut un paradoxe pour dire les plus grandes vérités !

Voilà pour l'acte du coït dans la position de l'homme supérieur, lorsque la femme est plus lente que le mari et qu'ils adoptent cette méthode et les moyens qui l'accompagnent pour "s'unir". Maintenant, si l'on prend l'autre position, celle de la femme semi-supérieure, dans les bras du mari, celui-ci étant couché en partie sur le dos et en partie sur le côté gauche, etc..., il y a quelques points à noter avec profit.

Toujours en supposant que la femme est la plus lente des deux, il est tout à fait possible que, lorsqu'elle est "passée" et s'est mise en position, elle ne soit pas encore tout à fait prête pour l'union des organes. Le temps qu'il lui faut pour se mettre en position, le changement de position de son corps, du dos au côté droit, l'arrêt temporaire des caresses de la vulve par les doigts de son mari, tout cela aura tendance à retarder sa passion, pour le moment, et toute cette perte devrait être compensée, sinon augmentée, avant que la *deuxième* partie de l'acte ne soit entamée. Et, dans cette position, tout cela peut être réalisé de la manière la plus heureuse, comme suit:-

Couchés dans les bras l'un de l'autre, dans cette *deuxième* position décrite, les organes *entrent* naturellement en contact de manière à rendre l'excitation de la vulve et du clitoris la plus naturelle et la plus facile. L'écartement des hanches de la femme, provoqué par la projection de sa jambe gauche sur la jambe droite de son mari et le soulèvement de son genou gauche, ouvre largement la vulve ; en même temps, le pénis, de par la nature même de sa position, s'étendra de tout son long dans l'ouverture, ainsi exposée - sans pénétrer dans le vagin, mais en restant "sans la porte" jusqu'à présent.

À ce moment-là, la vulve s'est élargie et allongée, les lèvres sont pleines et le clitoris est en érection, le tout dans un état de tumescence et recouvert du fluide précoital ; les lèvres sont si distendues que, lorsqu'elles sont séparées, elles forment les côtés d'un canal labial, pour ainsi dire (un canal délectable et aux parois délicatement lisses). Dans cet état d'extension, qui est aussi long que le pénis, d'un bout à l'autre de son chemin d'aventure, chaque partie est couverte des filaments nerveux les plus délicatement sensibles, et tous sont dans une extase d'acuité pour le sens du toucher, et dans la plus parfaite des "promenades de l'amour", si le pénis, pour ainsi dire, se dresse plein et fort, de telle manière qu'il touche la vulve en tout point, les lèvres intérieures et extérieures, le clitoris et , sur un espace de cinq ou six pouces de long ; tandis que les lèvres saillantes et bien humidifiées de la vulve s'étendent pour ainsi dire et s'enroulent au moins à mi-chemin autour de leur prétendant, l'inondant de leurs baisers succulents - dans cette position, la femme étant en partie au-dessus, et donc parfaitement libre de déplacer son "chemin de l'amour" comme elle le souhaite, elle peut faire glisser le chemin lui-même de six pouces ou plus, de haut en bas, en caressant toute la zone contre le pénis pendant qu'elle se déplace ; le pénis, encore une fois, de par sa position, est maintenu fermement en contact par sa rigidité et sa corpulence ; le gland du pénis palpite furieusement contre le clitoris lorsque les deux se rencontrent à l'extrémité de la course ascendante de la femme ; celle-ci s'arrête un instant, juste à ce moment-là, pour mieux profiter de la sensation ; le pénis glisse au-delà de la bouche vaginale maintenant grande ouverte, qui se tend à chaque course descendante pour l'engloutir - temporisant, retardant, coquetant, aguichant, tant l'homme que la femme ; jouer le jeu dans une pâmoison de plaisir extatique - dans de telles conditions, la passion de la femme atteindra son plein développement, jusqu'à ce que, lorsqu'elle le voudra, elle puisse laisser tomber son vagin sur le pénis de telle sorte que les *deux ne fassent plus qu'un*, dans une perfection absolue, en un seul mouvement, et de là à l'achèvement, il n'y a que quelques mouvements de distance.

À certains égards, ce mode de coït et ce moyen de "partir ensemble" sont inégalés.

Ce qui conduit à la remarque que cette position est parfois la meilleure pour l'accomplissement complet de l'acte. C'est la plus facile de toutes les positions, la moins fatigante. Et si la femme est fatiguée, ou n'est pas tout à fait "à la hauteur", elle peut profiter d'une étreinte de ce genre sans fatigue, et même pleinement. En effet, les organes peuvent s'unir parfaitement dans cette position, même si le pénis ne pénètre pas le vagin aussi longuement que dans l'autre position. C'est l'une des meilleures façons de s'assurer d'un "timing" parfait, de "passer" exactement ensemble, ce qui est grandement en sa faveur.

Si les organes sont mal assortis, le vagin de la femme étant trop court pour le pénis de son mari, il s'agit là d'un excellent moyen de surmonter cette difficulté.

Il pourrait sembler au lecteur que les différentes "caresses" de la vulve, avec les doigts ou le pénis, tous les contacts étant à l'extérieur du vagin, que toutes ces méthodes d'excitation ressemblent à de la masturbation et sont donc d'une légitimité douteuse. En réponse à cela, il convient de noter ce qui suit :

Il a déjà été démontré que l'ensemble de la coït, dans l'humanité, est quelque chose de tout à fait au-dessus et au-delà de la simple animalité. C'est l'exercice de fonctions qui *n'appartiennent qu'à l'homme et* qui, par conséquent, ne peuvent être soumises à *des* lois ou à des restrictions purement *animales !* C'est la source d'innombrables joies humaines, et *toute* méthode pour s'engager dans l'acte de plaisir mutuel, c'est-à-dire de *bonheur mutuel*, est légitime et *tout à fait juste*. Ainsi, si les parties choisissent d'accroître leur plaisir mutuel, si le mari souhaite éveiller et intensifier la passion de sa femme en caressant sa vulve avec ses doigts humectés de salive, et qu'*elle souhaite qu'il le fasse*, cet acte est aussi juste et aussi sain que le coït dans la *seule* façon supposée par certains de l'exercer. N'en doutons jamais.

Le fait est que toute cette question de l'excitation sexuelle au moyen de la main, ou par d'autres moyens que l'union des organes, a reçu de la part des puristes en puissance un regard noir qu'elle ne mérite en aucune façon. Comme nous l'avons déjà noté, le mot masturbation a été accolé à ces actes, puis toute forme de masturbation a été condamnée bien au-delà de ce que les faits justifient, jusqu'à ce que les esprits de la base soient complètement trompés dans les prémisses ! Lorsque l'on considère la situation du point de vue de l'insistance sur le fait que *toutes les* fonctions sexuelles devraient être sous le contrôle de la *volonté*, alors la lumière est jetée sur l'ensemble du sujet. Vu sous cet angle, *toute* forme de stimulation sexuelle, ou même d'auto-érotisme (auto-érotisme signifie auto-excitation sexuelle) qui n'est pas poussée à l'excès, est *juste* et *saine* ! Mais on nous a enseigné le contraire pendant si longtemps qu'il nous est difficile de réaliser que c'est vrai. Mais c'*est vrai* !

Par conséquent, s'il arrivait que le mari arrive à l'orgasme avant sa femme et qu'il ne puisse pas l'amener à l'orgasme par l'excitation de son pénis usé, il serait *tout à fait normal qu'il utilise ses doigts et la satisfasse de cette façon*. Bien sûr, elle ne sera pas aussi satisfaite que si elle l'avait rencontré en même temps que lui, mais c'est *bien mieux que son ne soit pas entièrement satisfait* ! Beaucoup de femmes souffrent toute la nuit *d'un désir insatisfait, les organes congestionnés et tumescents, parce qu'elles ont été laissées dans l'*insatisfaction *par un mari qui a dépensé avant qu'elle ne soit prête, et qui* l'a ensuite quittée ! De tels cas pourraient être *entièrement résolus* si les parties *connaissaient la vérité* et n'étaient pas trop *ignorantes*, ou n'avaient pas trop de *préjugés*, ou n'avaient pas *honte de* faire ce qui devrait être fait pour tirer le meilleur parti de la situation.

Bien entendu, aucun mari ne devrait prendre *l'habitude* de se satisfaire pleinement, puis d'amener sa femme à l'apogée avec ses doigts. Une telle pratique serait *égoïste* et *erronée*. Mais cette méthode doit être saluée en tant que moyen d'évasion d'*urgence*.

Bien sûr, comme nous l'avons déjà expliqué, le mari a toujours l'avantage de pouvoir être amené à l'orgasme par l'insertion du pénis dans le vagin, *après que sa femme ait joui*, si elle arrive la première, puisque ses organes se détendent lentement et que leur état de distension permet une telle action de sa part, pendant un certain temps après qu'elle a dépassé le point culminant. Il n'en va pas de même pour le mari. Une fois qu'il a joui, son pénis se rétrécit presque immédiatement et, dans cet état, il ne peut pas satisfaire sa femme le moins du monde, et encore moins l'amener à l'orgasme.

De même, si, pour une raison quelconque, la femme n'est pas en mesure de rencontrer son mari dans le coït proprement dit, en raison d'une faiblesse, d'une légère maladie, ou peut-être d'une douleur temporaire des parties, la situation serait merveilleusement améliorée si *elle* prenait *son* pénis dans *sa* main et "jouait avec" jusqu'à ce qu'il *s'épuise*. Il l'aimerait pour cela, l'embrasserait pour cela, lui donnerait son âme pour cela !

Si les fiancés savaient suffisamment bien s'initier mutuellement aux délices de l'orgasme en se "dépensant" mutuellement par l'excitation externe des organes avec leurs mains quelques fois avant d'unir les organes du tout, ils en tireraient un bien-être durable. Ceci est particulièrement vrai pour la mariée. Si son amant la prenait dans ses bras, même toute habillée, assise sur ses genoux, dans leur chambre nuptiale, seule, et lui caressait la vulve jusqu'à ce qu'elle "s'épuise", *il y a* de fortes chances pour qu'il lui ait fait connaître une joie telle qu'elle ne l'oublierait jamais, toute sa vie. Une telle méthode est certainement *infiniment supérieure* au *viol d'*une épouse, comme le font si souvent les jeunes maris ignorants ou bienveillants, qui "s'en tiennent à leurs *droits*".

En effet, si une future mariée, qui était si innocente ou ignorante de ses propres possibilités sexuelles qu'elle n'avait jamais connu d'orgasme - n'avait jamais "dépensé" - pouvait être "rendue sage" avant sa nuit de noces, si elle pouvait être suffisamment instruite pour l'amener à *s'engager dans une certaine forme d'auto-érotisme, en s'amenant elle-même à un orgasme avec sa propre main, juste pour l'expérience que cela lui donnerait, et pour qu'elle ait une idée claire de ce qu'elle veut vraiment, avant d'aller dans les bras de son amant - si elle pouvait faire cela, dans la bonne attitude mentale, cela serait grandement bénéfique pour son bien-être, un ajout digne et précieux à son stock de connaissance d'elle-même et des pouvoirs qui sont latents en elle. Sa prétendue perte d'innocence par un tel acte ne serait rien par rapport à la sagesse qu'elle gagnerait par cette expérience. Lorsque l'innocence conduit à des résultats néfastes, il est temps d'y mettre fin et de laisser la place à la connaissance !*

Quant au mari, il n'y a pas une chance sur un million qu'il ignore ce qu'est un orgasme avant de se marier, puisque tous les jeunes hommes en bonne santé "passent" au moins une fois par semaine, automatiquement, si ce n'est pas le cas !

Il faut ajouter que l'auto-érotisme, l'auto-dépense, peut être pratiqué par les hommes et les femmes, au bénéfice de leur santé, lorsque l'exercice sexuel ne peut être assuré d'aucune autre manière. Ce n'est que lorsqu'elle est poussée *à l'excès qu'une* telle action est de quelque manière que ce soit nuisible. Le seul danger est que, l'individu étant seul et ayant pour ainsi dire tous les moyens de se satisfaire entre ses mains, il est tout à fait possible de s'adonner à l'acte trop librement, ce qui, bien sûr, conduit à de mauvais résultats. *Mais l'acte lui-même n'est pas mauvais.* Au contraire, lorsqu'il reste dans les limites fixées, il est sain et salutaire.

Beaucoup de femmes célibataires, de jeunes filles, et surtout de veuves, amélioreraient grandement leur santé si elles pratiquaient occasionnellement une forme d'auto-érotisme. Lorsque les maris et les femmes sont obligés de s'éloigner beaucoup l'un de l'autre, il est bon qu'ils se satisfassent de temps en temps de cette manière, leurs âmes étant remplies de pensées affectueuses pour l'absent pendant ce temps.

L'auto-érotisme fait l'objet de toutes sortes d'inepties. En fait, tous les garçons se masturbent, et de nombreuses filles également. Certains auteurs affirment que plus de la moitié des femmes s'adonnent à une forme ou une autre d'auto-érotisme, à un moment ou à un autre de leur vie, et cette estimation est probablement trop basse plutôt que trop haute. Mais, à moins qu'elles ne poussent l'acte à l'excès, elles ne sont coupables d'aucun mal. Il n'est pas rare qu'ils fassent de cet acte un moyen de se faire du bien. *Les organes sexuels sont vivants ! Ils sécrètent constamment des fluides qui ont besoin d'être excrétés, comme tous les autres organes du corps. Ils doivent être soulagés, comme leur nature l'exige.* Si cela ne peut se faire de la manière la plus naturelle qui soit, il convient de prendre les mesures qui s'imposent. Seulement, il ne faut pas tomber dans l'excès. Faites preuve de modération en toutes choses. Gratifiez-vous, mais n'abusez pas de vous-même. L'auto-érotisme, ou masturbation, ne doit jamais devenir un "abus de soi", et il n'est pas nécessaire qu'il le devienne. Il doit permettre de s'améliorer soi-même, et non de se dégrader. Utilisé à bon escient, il peut être ainsi.

IX. COITUS RESERVATUS

Cela nous amène à un autre point de la question de l'exercice sexuel de la part du mari et de la femme, à savoir

Le but et l'effort constants des deux parties devraient être d'élever continuellement toutes les affaires sexuelles au-dessus du plan de l'animalité, de la simple satisfaction physique, dans le domaine du plaisir *mental* et *spirituel*. À cette fin, disons tout de suite qu'une telle condition peut être atteinte, dans la plus large mesure, par la pratique de ce qui est connu, en termes scientifiques, sous le nom de "*coitus reservatus*", ce qui, traduit, signifie ne faire qu'*une partie* du chemin dans l'acte, et ne pas le mener à son point culminant, l'orgasme. Décrit dans les termes que le lecteur connaît maintenant, cela signifie que l'acte ne passe que par la première et la deuxième étape, l'étape de la "cour" et l'union des organes, et qu'il s'arrête là ! Cela peut sembler, à première vue, ni juste ni sage, mais, en fait, c'est les deux à la fois, comme l'ont prouvé des milliers de personnes mariées très heureuses.

En entrant un peu dans les détails, cet acte de "reservatus" unit réellement les deux premières parties de l'acte en un tout commun, ce qui en fait simplement un morceau continu de "cour", simplement cela, et rien de plus. Il s'agit presque entièrement d'une *étreinte d'amour mentale et spirituelle ; et dans sa perfection, il élève le mari et la femme aux plus hauts sommets de la jouissance et de l'expression mentales et spirituelles.*

Pour pratiquer cette forme de coït, il *n'est pas* nécessaire de faire le moindre effort pour éveiller les passions sexuelles de l'une ou l'autre des parties, comme cela a déjà été décrit pour le coït complet. *L'orgasme n'est pas le but recherché dans ce cas, mais il s'agit simplement d'une délicieuse expression de l'amour mutuel. Il s'agit d'une sorte de baiser prolongé et enveloppant, dans lequel les organes sexuels sont inclus au même titre que les lèvres. Ils s'embrassent* comme les *lèvres* s'embrassent. C'est la "cour" par excellence, sans l'entrave des vêtements ou des conventions d'aucune sorte.

Dans cet acte, les amants *dérivent* simplement, se caressant l'un l'autre, bavardant l'un avec l'autre, se visitant, s'aimant, se caressant de l'une ou l'autre ou de l'ensemble des mille façons. Les mains "se promènent paresseusement sur le corps", la main droite du mari étant spécialement libre et en position parfaite pour caresser le dos de sa femme, ses hanches, ses jambes, et la caresser de la tête aux pieds.

Au fur et à mesure que cette partie de l'acte se poursuit, il est tout à fait naturel que les organes sexuels se tumescent et qu'il y ait un écoulement des fluides prostatiques et pré-coïtaux. En d'autres termes, les organes se préparent tranquillement et naturellement à la rencontre. Et lorsqu'ils sont dûment tumescents, agrandis et lubrifiés, que la femme vienne dans les bras de son amant, DANS LA DEUXIÈME POSITION décrite, et que les organes soient glissés facilement l'un contre l'autre, délicieusement, puis *qu'ils restent ainsi*, complètement ensemble, *mais ne poursuivez pas la troisième partie de l'acte*, le mouvement des organes. Restez simplement allongé et profitez de l'étreinte, du baiser, de la conversation, de la cour, de l'amour, du rêve, du plaisir !

Cette union peut être prolongée jusqu'à presque n'importe quelle durée, une fois que les amants ont appris à le faire. Parfois, les organes ne restent ensemble que quelques minutes, parfois une heure, ou même plus longtemps. Si les parties se fatiguent ou ont sommeil, elles se séparent, s'embrassent et s'endorment. Il n'est pas rare que les amants qui ont bien appris cet art s'endorment ainsi, dans les bras l'un de l'autre, leurs organes sexuels unis. Dans cette position, les organes se détendent, le pénis devient mou et glisse hors du vagin de lui-même, tandis que le vagin se rétrécit et que le clitoris s'affaisse. Cette expérience est des plus délicieuses et si elle est expérimentée et maîtrisée par le mari et la femme, elle sera de plus en plus appréciée, pour leur plus grand bénéfice mutuel.

Cette méthode est particulièrement utile pendant le "temps libre". Si elle est utilisée correctement, elle ne tendra pas à augmenter le désir de "dépense", mais au contraire, elle apaisera et satisfera parfaitement les désirs sexuels. Si, au cours de son apprentissage, l'inexpérimenté se laisse parfois emporter et pense qu'il vaut mieux continuer et atteindre l'apogée, il n'y a pas de problème. Mais, avec le temps, la pratique de ne mener l'acte que jusqu'à la fin de la *deuxième* partie se développera et, en temps voulu, sera bien établie. Ceux qui ont maîtrisé cet art sain et aimant se rencontreront parfois de cette manière une vingtaine de fois au cours d'un mois, sans atteindre une seule fois le point culminant. Ces rencontres peuvent avoir lieu aussi souvent que les parties le souhaitent et durer aussi longtemps ou aussi peu de temps qu'elles le désirent. C'est souvent une excellente façon de se dire "bonne nuit" ; et si, en se réveillant le matin, on a le temps avant de se lever pour une "petite cour", le fait de glisser les organes l'un contre l'autre, pendant "juste une minute", est une excellente façon de commencer la journée. L'art vaut la peine d'être appris, et la plupart des gens peuvent l'apprendre, s'ils essaient *et s'ils sont animés d'un bon esprit !*

Revenons un peu en arrière : En ce qui concerne la masturbation mutuelle du mari et de la femme, cette méthode de satisfaction de la nature sexuelle est d'une grande valeur, parfois, surtout pendant la période non libre. Si, au cours de ces deux semaines, les parties se "réveillent" et ressentent le besoin d'un exercice sexuel, elles peuvent se satisfaire mutuellement avec leurs mains d'une manière qui sera un grand soulagement pour chacune d'elles. Ceci est particulièrement vrai pour le mari ; et une femme qui est assez femme pour satisfaire ainsi les besoins sexuels de son mari avec sa main, lorsqu'il n'est pas opportun pour lui de la satisfaire autrement, est une femme à vénérer !

Parfois, pendant les cinq jours de menstruation, période pendant laquelle l'union des organes n'est pas jugée optimale, la femme peut ainsi aider son amant avec sa main, pour leur plus grand plaisir et leur plus grand bien. *Laissons l'amour nous guider, et tout ira bien.*

Et voici un fait curieux : la main du sexe opposé produira sur les organes génitaux de l'autre des effets qui *ne* se produiront *pas d'une* autre manière. Ainsi, un homme peut tenir son pénis dans sa propre main pendant une durée donnée, plus ou moins longue, et aucun résultat ne sera obtenu, aucune sécrétion de liquide prostatique ne sera produite. Mais que sa femme prenne son pénis dans *sa* main pendant le même laps de temps, et l'écoulement du liquide prostatique se fera immédiatement. Ceci est vrai que le pénis soit en érection ou détumescent. Si la femme tient le pénis mou de son mari dans sa main pendant quelques minutes, même si l'organe reste mou, l'écoulement du liquide prostatique aura lieu ! Il en va de même lorsque le mari pose sa main sur la vulve de sa femme. Si *elle* y mettait la main, il n'y aurait pas de sécrétion de liquide pré-coïtal. Avec la main de son mari, l'écoulement commence immédiatement.

Il s'agit d'un phénomène physique et psychologique remarquable, qui mérite d'être souligné. C'est ce fait qui rend la masturbation *mutuelle* bien supérieure à l'auto-érotisme. Un mari peut ainsi satisfaire sa femme avec ses doigts, ou une femme son mari avec sa main, bien mieux que l'un ou l'autre ne pourrait l'amener seul à l'orgasme. Ce point est d'une grande importance si l'on considère les nombreux actes sexuels du mari et de la femme.

En règle générale, laissez le mari et la femme faire *ce que leur désir leur inspire ou leur suggère, et comme ils le* souhaitent. Seulement, tout doit être fait avec modération. *Ne portez rien à l'excès !*

D'où la question souvent posée : à quelle fréquence le coït peut-il être pratiqué ? La réponse est : aussi souvent que les *deux parties le* souhaitent, *mais jamais jusqu'à la fatigue ou l'épuisement du corps physique, mental ou spirituel ( ).* Faites preuve de bon sens, ici comme ailleurs. Nous mangeons quand nous avons faim, mais il ne faut pas se gaver de nourriture. La même règle s'applique à l'exercice sexuel. *Satisfaites les appels de la nature, mais n'en faites* JAMAIS *trop.* SOYEZ TEMPÉRÉ, VIRIL, FÉMININ ! *N'ayez pas peur ou honte de faire ce que votre désir et votre jugement vous dictent. Faites preuve de bon sens et vous ne vous tromperez pas.*

Et ne vous épuisez pas l'un l'autre, ni tous les deux ensemble, ni l'un l'autre. Beaucoup d'hommes insistent sur leurs droits (ILS N'ONT AUCUN DROIT) et s'affaiblissent considérablement par l'excès de coït avec leurs femmes. À l'inverse, certaines femmes usent la vie de leur mari par les appels excessifs qu'elles leur adressent pour obtenir des satisfactions sexuelles. Dans ce dernier cas, un homme "s'effondre" beaucoup plus vite qu'une femme trop sollicitée. Pour satisfaire une telle femme, l'homme doit dépenser au moins une fois chaque fois que sa femme le sollicite. Il puise ainsi dans ses fluides vitaux à chaque étreinte ; mais, comme on l'a dit, la femme ne perd pas ses fluides vitaux lorsqu'elle dépense, et elle peut donc atteindre et dépasser l'orgasme, encore et encore, sans que sa vitalité ne soit mise à l'épreuve. En effet, dans certains cas, plus une femme dépense souvent, plus elle est animée, robuste et en bonne santé. Si des personnes non appariées se rencontrent en tant que mari et femme, elles devraient faire de leur mieux pour s'adapter à la condition de l'autre, en gardant toujours à l'esprit le meilleur bien-être, pour chacun, de l'autre.

Il est fait état de femmes qui se réjouissent de passer une douzaine de fois au cours d'une seule nuit. Une reine a adopté une loi stipulant que chaque homme devait cohabiter avec sa femme au moins sept fois par nuit ! Bien sûr, il s'agissait d'une femme anormale, mais l'auteur a connu un jour un bon diacre orthodoxe qui aurait été ravi de vivre sous le régime d'une telle loi, car sept fois par nuit était la limite que sa femme lui imposait ! Lui aussi était anormal.

Luther a dit que deux fois par semaine était la règle pour le coït, et c'est une pratique très courante. Aucune règle absolue ne peut cependant être donnée, si ce n'est que chaque couple doit agir comme il le sent, en restant toujours dans les limites du bon sens et de la vraie tempérance.

Certains hommes et certaines femmes sont tellement constitués, nerveusement ou par tempérament, qu'ils sont *obligés de limiter* rigoureusement leurs actes de coït. Certains hommes ne peuvent s'adonner à l'acte plus d'une ou deux fois par mois tout en conservant leur santé. Pour eux, l'acte sollicite tellement leur vitalité qu'il les perturbe, dans presque tous les cas. Pendant l'acte, ils sont soumis à des chocs nerveux, ils "voient des étoiles", subissent des rigueurs et des sueurs nerveuses qui les affaiblissent gravement. Souvent, ils restent éveillés toute la nuit après l'acte et sont plus ou moins anéantis pendant un jour ou deux.

Certaines femmes sont également organisées de la même manière et subissent des expériences similaires. Bien entendu, dans tous ces cas, il faut veiller à ne jamais tomber dans l'excès.

Il est regrettable que des personnes mal assorties soient mariées, surtout si la différence entre les deux est de nature prononcée, comme lorsque le mari ou la femme est très amoureux et viril, alors que son compagnon ou sa compagne est incapable de s'engager dans l'acte, dans une mesure considérable, sans en souffrir. Si un tel cas se présente, il faut tirer le meilleur parti de la situation, la partie la plus robuste s'accommodant de l'incompétence ou de l'incapacité de l'autre, et la plus faible faisant tout ce qui peut être fait à juste titre pour renforcer et développer son infirmité. Si l'on procède ainsi, il y a de *fortes chances pour que, avec le temps, les parties se ressemblent de plus en plus, le fort devenant plus docile et le faible plus robuste. Prenez le temps, aimez-vous l'un l'autre, courtisez-vous et soyez courtisés, et vous n'obtiendrez que les meilleurs résultats.*

Certaines femmes sont dites "anesthésiques", c'est-à-dire qu'elles n'ont pas de passion sexuelle, même si leurs organes sexuels sont normaux. De nombreux médecins déclarent que jusqu'à quarante pour cent des femmes *élevées dans la vie sociale moderne* sont ainsi dépourvues. Ces femmes pratiquent le coït, bien qu'elles n'en retirent aucun plaisir. Elles n'atteignent jamais l'orgasme et n'éprouvent aucune sensation de plaisir lors de l'acte ; elles sécrètent rarement le liquide précoïtal et, par conséquent, l'union des organes ou leur mouvement ne sont jamais faciles ou agréables. Elles peuvent devenir mères et, souvent, mettre au monde de nombreux enfants. Cet état est très regrettable et de nombreuses femmes souffrent beaucoup de cette cause.

Il est cependant très probable que de nombreuses femmes qui sont considérées comme étant ainsi dépourvues *ne le sont pas vraiment !* De nombreuses femmes commencent leur vie de couple en étant totalement anesthésiées et, souvent, deviennent un jour normales à cet égard. *Cela arrive souvent. Il est probable que de nombreuses femmes ne sont pas correctement "courtisées" par leurs maris - la* première partie de l'acte est négligée, *ou le mari agit simplement sur ses droits - habite* comme une chèvre, en un instant, soucieux uniquement de satisfaire sa propre *convoitise ; et que, sous un tel traitement, la femme n'a jamais une chance équitable de connaître réellement ses propres pouvoirs.* De tels cas sont d'une tristesse inouïe. Pour la plupart, *ils sont le résultat de l'ignorance du mari, et de l'innocence et d'un enseignement erroné - d'une attitude mentale erronée - de la part de la femme.* D'OÙ

LA NÉCESSITÉ DE DONNER DES INSTRUCTIONS À L'UN ET À L'AUTRE.

Mais si presque n'importe quelle femme peut adopter la *bonne attitude mentale* à l'égard des rencontres sexuelles, et peut ensuite être courtisée, comme cela a été prescrit dans ces pages, les cas sont *vraiment rares* où l'on peut trouver une femme qui est *vraiment* anesthésique. Si vous, femme, ou vous, mari, vous trouvez dans une telle situation, essayez de faire la cour, comme indiqué ci-dessous, *dans un état d'esprit approprié, et vous vous en sortirez bien. Il n'y a aucun doute à ce sujet.*

Au contraire, si l'homme est "impuissant", il y a peu d'espoir qu'il s'en sorte un jour, et il y a de fortes chances qu'il ne puisse jamais satisfaire sa femme sur le plan sexuel. Il peut être un "homme bon", d'une certaine manière, mais il ne pourra jamais être un bon *mari*, au sens plein du terme.

D'autre part, si une femme se marie pour de l'argent, une maison, une position, une place, un pouvoir ou un "ticket repas" - pour *autre chose que l'amour*, elle sera sans doute anesthésiée *et le restera*. Elle le mérite ! Elle se vend pour une bouchée de pain, qui qu'elle soit. Elle peut être une "bonne femme", mais elle ne pourra jamais être une bonne *épouse*.

On se demande parfois jusqu'à quel âge les organes sexuels peuvent fonctionner de manière agréable et saine pour les personnes concernées. Ici comme ailleurs, on ne peut que répondre que tout dépend de l'individu. Mais il est vrai qu'en règle générale, l'état de l'individu pendant les années de vie active se maintient, même jusqu'à un âge avancé, si l'on use et n'abuse pas des fonctions sexuelles. Il n'y a cependant aucune fonction du corps qui, si elle n'est pas traitée correctement, "tombe en pièces" plus rapidement et reste à jamais une épave, comme le sont les organes sexuels.

Et cela fonctionne dans les deux sens : Si elles sont maintenues trop rigoureusement sous contrôle, *si on leur refuse tout fonctionnement, les parties s'atrophient au détriment de la nature tout entière, physique, mentale et spirituelle.* Le corps se dessèche, les organes sexuels se ratatinent et il s'ensuit un rétrécissement correspondant de l'homme ou de la femme dans toutes les parties de son être.

D'autre part, un excès de fonctionnement sexuel privera bientôt l'individu de tout pouvoir de ce genre. Un homme perdra, relativement tôt dans sa vie, son pouvoir d'érection ou de tumescence à la suite d'un excès, soit par masturbation, soit par des coïts trop fréquents ; et du côté de la femme, de nombreuses conditions malheureuses sont susceptibles de survenir . Cependant, pour les raisons qui ont déjà été exposées, une femme qui a un sexe fort et une nature amoureuse prononcée, peut maintenir même un grand excès d'exercice sexuel sans souffrir des résultats néfastes qui arriveraient à un homme qui se laisserait aller à de tels excès. En d'autres termes, une femme excessivement passionnée peut bien plus rapidement épuiser la vie d'un mari qui n'est que modérément amoureux, qu'un mari anormalement passionné ne peut épuiser une femme modérément amoureuse.

Mais si la nature sexuelle du mari et de la femme est bien entretenue pendant les années de la vie active, ni trop restreinte ni trop abondamment exercée, la puissance de fonctionnement des organes sexuels demeurera, même jusqu'à un âge avancé, avec tous ses pouvoirs et sensations de plaisir intacts. Il s'agit là d'un fait physiologique merveilleux, qui conduit à la conclusion suivante:-

Ce fait de la permanence du fonctionnement du pouvoir sexuel, même jusqu'à un âge avancé, est la preuve *suprême* du fait que le sexe, dans la famille humaine, *sert à autre chose qu'à la reproduction !*

Car, voyez-vous ! La femme perd le pouvoir de concevoir lorsqu'elle atteint le "tournant de la vie", lorsque ses règles cessent, c'est-à-dire lorsqu'elle a entre quarante et cinquante ans. Et si le plaisir de la coït ne sert qu'à l'inciter à s'engager dans l'acte dans le but d'augmenter la probabilité d'une grossesse, si c'est là le *seul* but du désir de rapports sexuels, ce désir, ce plaisir, *devrait cesser* à cette période de la vie féminine. *Mais ce n'est pas du tout le cas !* Si une femme est une femme normale, sexuellement, et qu'elle n'a pas abusé de sa nature sexuelle, qu'elle ne l'a pas fait abuser ou qu'elle l'a négligée, et qu'elle est une femme bien dans sa peau, elle appréciera le coït autant qu'avant, après avoir dépassé la date des trois vingt dix ans de sa vie ! Il se peut qu'elle n'ait pas envie de se livrer à cet acte aussi fréquemment que dans sa jeunesse, mais si elle est bien courtisée par son ancien amant, toutes les joies d'antan lui reviennent, au même degré qu'auparavant. Et ce qui est vrai pour elle l'est aussi pour son mari, s'il est bien conservé comme elle, s'il n'a jamais abusé de lui-même ni été abusé.

Il s'agit d'une récompense de la vertu, pour les vieux amants, qui paie une grande prime à l'action sexuelle vertueuse dans les premières années ! Plus que tout, c'est la *preuve, sans l'ombre d'un doute, que le but du sexe dans l'humanité est quelque chose de plus que la procréation, qu'il existe une chose telle que l'Art de l'Amour, et qu'il devrait être enseigné et bien appris par chaque mari et chaque femme, au début de leur vie conjugale.*

X. PROPRETÉ

Il ne semble guère nécessaire de le dire, et pourtant de nombreuses expériences de maris et de femmes prouvent qu'il est nécessaire de le dire, que les deux parties devraient se donner beaucoup de mal pour garder leur corps, toutes les parties de celui-ci, toujours douces et propres. Aussi étrange que cela puisse paraître, beaucoup d'épouses sont extrêmement négligentes à cet égard ! Il est de notoriété publique que les prostituées se donnent plus de mal que beaucoup d'épouses pour rendre et garder leur corps, et surtout leurs organes génitaux, propres et attrayants ! Il ne devrait pas en être ainsi, et pourtant c'est souvent le cas.

Et ce n'est qu'un résultat malheureux de plus qui découle du sentiment "Oh, nous sommes mariés maintenant". La femme ou le mari estime qu'il n'est plus nécessaire de faire la cour à l'autre. Tout cela mène au malheur, au malheur, au malheur ! La femme devrait garder tout son corps si doux et si propre que son mari puisse l'embrasser de haut en bas, s'il le souhaite - et il y a de fortes chances qu'il le souhaite, si elle s'occupe ainsi d'elle ! Dans un cas, une telle caresse est un peu du paradis pour un mari, dans l'autre c'est un peu de l'enfer ! Elle dégoûte là où elle devrait réjouir. Et lorsqu'une femme dégoûte son mari, c'est la fin d'une vie conjugale heureuse !

L'épouse doit toujours laver sa vulve avec du savon et de l'eau chaude avant de se coucher, et si le reservatus doit être pratiqué le matin, après la miction, elle doit nettoyer soigneusement les parties avant l'union. Qu'elle soit *toujours* attentive à garder sa "coupe d'amour" digne de rencontrer son amant.

Le mari doit également veiller à la douceur et à la propreté de son corps. Il doit laver soigneusement le gland du pénis, avec de l'eau et du savon, au moins une fois par jour, en tirant le prépuce vers l'arrière de manière à nettoyer complètement l'indentation au-dessus de la glande, qui sécrète une substance qui dégage très vite une odeur désagréable si elle n'est pas enlevée. Les deux parties doivent veiller à ce que les aisselles ne soient pas "malodorantes" et les pieds doivent également être maintenus inodores.

L'une des principales objections au fait de fumer ou de mâcher du tabac est que cela altère l'haleine et la rend offensante pour la femme, alors qu'elle devrait être des plus attrayantes. En un mot, le mari et la femme ne sauraient être trop attentifs, à tous égards, à rendre et à conserver leurs corps mutuellement attrayants. Comme nous l'avons déjà dit, le seul but de toute l'expérience sexuelle d'un mari et d'une femme devrait être d'élever la fonction de plus en plus *loin* du plan de la satisfaction *physique* et de l'élever continuellement vers le domaine du *plaisir mental* et *spirituel.* Il s'agit là d'une mission de la sexualité dans la famille humaine dont il faut tirer le meilleur parti. Elle implique de cultiver l'art de l'amour, qui est véritablement l'art des arts, par excellence.

Le secret du succès dans l'établissement de relations sexuelles justes et heureuses entre mari et femme est, de la part de l'homme, que *toutes ses actions soient celles d'un gentleman aimant.* Cela ne signifie pas qu'il soit efféminé - il doit être viril, audacieux, fort, agressif, positif, *convaincant.* Et pourtant, toutes ces vertus viriles doivent être exprimées en termes d'ACTES *aimants et doux.* C'est un paradoxe, mais c'est vrai !

En ce qui concerne la femme, l'essentiel est qu'elle parvienne à une *attitude mentale et spirituelle correcte à l'égard de sa propre nature sexuelle et de celle de son mari, ainsi qu'à l'égard de leur expression commune.* Toute sa formation et son environnement l'empêchent maintenant d'y parvenir ; mais si elle est une vraie femme, sa nature lui révélera la vérité, et si elle s'y fie - en faisant ce que cela l'incite à faire - elle s'en sortira très bien. Il faudra du temps pour atteindre de tels résultats, mais si elle persiste, elle réussira. Qu'elle prenne conscience du fait que la sexualité des hommes et des femmes *n'est pas* impure, vulgaire, basse, pécheresse, mais qu'elle est *propre, pure, noble,* NÉE DE DIEU ! Correctement exercée, elle conduit au plus grand bien-être du mari et de la femme ; elle les amène à leur meilleur niveau physique, mental et spirituel et à . Que la femme ait cette vision de la situation, qui est la seule vraie, et qu'elle agisse en conséquence, et elle aura atteint son but. Un mari et une femme qui ont atteint ce *modus vivendi* ont établi un paradis sur terre.

NOTE DE L'ÉDITEUR

La description que fait le Dr Long du "temps libre" devrait être parfaitement comprise par les lecteurs de ce livre. Comme il est pratiquement impossible d'effectuer des tests scientifiques exacts sous un contrôle strict (la raison en est facile à comprendre), il existe de nombreuses divergences d'opinion entre les médecins et les sexologues sur ce sujet.

Certains disent que le "temps libre" n'existe pas. D'autres sont d'accord avec le Dr Long pour dire qu'il existe une période de "temps libre". Un troisième groupe encore adopte le point de vue conservateur selon lequel des preuves supplémentaires sont nécessaires. Les éditeurs proposent cette explication comme un commentaire nécessaire.

XI. LA GROSSESSE

Et maintenant, quelques mots sur le fait d'avoir des enfants, et ce traité s'achèvera.

Comme nous l'avons déjà dit, tout vrai mari et toute vraie femme qui sont assez bien portants et assez forts, et qui sont raisonnablement pourvus des biens de ce monde, devraient avoir et élever au moins deux enfants. Le monde a besoin d'au moins autant d'enfants, même si tous les enfants vivaient et grandissaient, pour maintenir le nombre constant de personnes sur la terre. Mais, bien plus que cela, le mari et la femme ont besoin d'enfants *pour que leur foyer soit complet, et un foyer complet est l'accomplissement suprême de la vie humaine !*

Cela ne signifie pas que les gens ne devraient pas se marier s'ils ne peuvent pas avoir d'enfants ; il y a beaucoup de femmes qui ne devraient même pas essayer de devenir mères. Mais celles-ci ne devraient pas être privées de toutes les joies sexuelles pour cette raison. Au contraire, il est dans leur intérêt, dans la plupart des cas, qu'elles se marient et vivent ainsi une vie sexuelle normale, à tous égards sauf celui de la parentalité.

Mais, dans l'ensemble, les maris et les femmes *peuvent* avoir des enfants s'ils le souhaitent, *et ils* DEVRAIENT *le souhaiter.*

Et si elles désirent ainsi, la question est de savoir comment elles peuvent répondre au mieux à ce désir.

En fait, on sait très peu de choses sur l'engendrement des enfants et sur la manière d'obtenir les meilleurs résultats. Les lois de l'hérédité humaine sont encore, pour la plupart, inconnues. Mais le bon sens semble indiquer quelques éléments qui doivent être les meilleurs possibles.

Il semble donc préférable que le mari et la femme soient en bonne condition physique au moment de la naissance d'un enfant. Plus encore, il semble juste que l'acte d'engendrement soit un acte *délibéré* et non pas un acte *fortuit*. *C'est* pourquoi, en général, il est bon que le mari et la femme *conviennent d'une* date pour l'engendrement d'un enfant, et qu'ils *organisent délibérément une réunion sexuelle à cette fin*. Bien que l'on ressente instinctivement qu'une telle réunion délibérée pourrait être trop factuelle, trop froide et formelle, manquant de sang chaud et d'émotions authentiques, il est probable que même cela puisse être surmonté, si l'on s'en souvient et si l'on y "pourvoit".

Si l'on se réfère à ce qui a déjà été dit, il est évident qu'une étreinte qui doit aboutir à une grossesse doit être l'une des plus parfaites que l'on puisse connaître, une étreinte dans laquelle, dans une extase de l'amour, le mari et la femme fusionnent leurs âmes et leurs corps en une unité parfaite - il semblerait que d'une telle rencontre puissent naître les meilleurs résultats, et seulement les meilleurs résultats.

Ainsi, si le mari et la femme conviennent que à partir d'un certain moment, ils cesseront de se préoccuper d'empêcher la conception et que, quelque temps après *le cinquième jour suivant le début du flux menstruel*, ils se rencontreront naturellement dans une *étreinte parfaite*, il est probable qu'ils auront fait de leur mieux pour obtenir les meilleurs résultats possibles de l'acte d'engendrement d'un enfant.

En règle générale, le moment approprié pour un tel engendrement se situe entre le *cinquième* et le *dixième* jour après le début du flux menstruel. Cependant, il est parfois préférable de faire la rencontre plus tôt, avant même que le flux menstruel ait cessé. Certaines femmes conçoivent à ce moment-là, alors qu'elles ne peuvent le faire à aucun autre moment. Ainsi, si une femme ne parvient pas à concevoir entre le cinquième et le dixième jour, comme indiqué, il convient d'essayer une date plus précoce. En cas d'échec, consultez un médecin fiable.

Il faut dire aussi que le fait de repousser *trop longtemps le moment d*'avoir des enfants risque fort d'entraîner la stérilité de la femme. Beaucoup de jeunes épouses, qui désiraient vraiment avoir des enfants *un jour,* et qui seraient très chagrinées si elles pensaient *ne pas* pouvoir en avoir, ont repoussé l'échéance, et l'ont fait si *souvent* et *si longtemps* que, lorsque le "jour propice" arrive, elles s'aperçoivent qu'elles ont "péché contre le jour de la grâce".

D'une manière générale, le premier enfant devrait naître au plus tard deux ans après le mariage. Il y a bien sûr des exceptions, mais c'est une bonne règle à suivre.

Ayez des enfants quand vous êtes jeunes ! Ce site est une question de bon sens, c'est ce qu'il y a de mieux à long terme et c'est la meilleure chose à faire, quatre-vingt-dix-neuf fois sur cent. Vous serez alors plus proche de l'âge de vos enfants lorsqu'ils grandiront que si vous aviez attendu d'avoir une trentaine d'années avant d'avoir des enfants. Si votre fils ou votre fille n'a qu'une vingtaine d'années de moins que vous, vous pouvez être des "enfants" avec eux. Si vous avez quarante ans lorsqu'ils naissent, vous serez toujours "vieux" pour eux. Faites les bébés quand vous êtes jeunes. C'est bien mieux ainsi.

Si aucun enfant ne naît de la rencontre d'un mari et d'une femme, consultez un bon médecin. Mais, dans ce cas, si aucune des parties n'est à blâmer - ou même autrement -, tirez le meilleur parti de la situation, aimez-vous l'un l'autre et profitez au maximum de la vie conjugale avec ce qu'il vous reste.

Par-dessus tout, avec ou sans enfants (et mille fois mieux avec), créez un foyer qui soit un foyer. C'est la raison d'être de la sexualité dans la famille humaine, la raison d'être de la vie conjugale - créer un foyer. Presque tout ce qui fait un foyer est centré sur le sexe. Deux *hommes* normaux ne peuvent pas fonder un foyer ! Il n'y a pas deux *femmes* normales qui peuvent fonder un foyer ! *Il faut un homme et une femme pour fonder un foyer. Il faut un père, une mère et des enfants pour former le foyer le plus parfait. Décidez d'avoir un foyer parfait et faites tout ce qui est en votre pouvoir pour atteindre cet objectif !*

Les maris et les femmes consciencieux se posent souvent la question de savoir s'il est bon ou non de pratiquer le coït pendant la grossesse. Sur ce point, les autorités divergent, mais la plupart d'entre elles s'opposent à cette pratique. Les raisons qu'elles donnent pour cette décision défavorable sont toutes basées sur le même vieux mensonge infernal, à savoir que, sexuellement, l'homme est un simple animal, et qu'il est donc soumis aux lois et aux pratiques de la simple animalité. C'est le pire outrage jamais mis au point par une fausse philosophie, qui se présente comme la volonté de Dieu. En dehors de cela, tout simplement !

La simple vérité est que, si le mari et la femme ont *maîtrisé l'art de l'amour, de* sorte qu'ils *se désirent mutuellement et qu'ils ont tous deux envie de faire de l'exercice sexuel pendant la période de gestation,* il est *tout à fait juste* et sage qu'ils satisfassent leurs désirs *naturels* COMMUNS.

Bien entendu, dans ce type d'exercice, il faut veiller à ne pas appuyer trop fort sur la région pelvienne de la femme et, à cet égard, la prudence s'impose, tant pour la future mère que pour son compagnon. En effet, dans l'intensité d'un orgasme, elle peut être tentée de serrer trop violemment son corps contre son mari, ce qui pourrait lui causer du tort. En particulier, si le mari adopte la position supérieure pendant l'acte, il doit faire doublement attention à ne pas laisser le poids de son corps reposer sur la partie élargie de l'anatomie de sa femme, ne serait-ce qu'un peu.

En effet, la position la plus sûre pour le coït pendant la grossesse est la suivante : la femme sur le dos et l'homme avec les hanches sur le lit en dessous de la sienne, de sorte qu'il n'y a aucune possibilité de pression sur l'abdomen de la femme, qui est parfaitement libre dans cette position. Dans cette position, le coït peut être pratiqué, pendant la grossesse, aussi souvent que les deux parties le souhaitent, dans leur intérêt mutuel.

Beaucoup de femmes enceintes sont plus passionnées que d'habitude pendant la période de gestation. C'est particulièrement le cas lorsque l'épouse est heureuse de son état, lorsqu'elle se réjouit à l'extrême d'être sur le point de connaître la couronne divine de l'état d'épouse - la maternité ! Lorsqu'une telle femme désire son mari dans les bras de l'amour, il est cruel de la priver de ce plaisir tant attendu.

De même, une femme qui n'est pas enceinte, et qui souhaite légitimement le rester, peut craindre d'être enceinte lorsqu'elle rencontre son mari, et hésiter ainsi à donner libre cours à sa passion, manquant ainsi les plus grands plaisirs d'une étreinte - mais si elle est enceinte, et n'a donc aucune crainte à ce sujet, elle peut s'abandonner totalement à ses pulsions.

Sur ce point, le mot de la fin est : faire preuve de *bon sens*, dans un *esprit de* MUTUALITÉ *absolue*.

Il va sans dire qu'il serait méchant, pour ne pas dire criminel, qu'un mari *oblige* sa femme à pratiquer le coït pendant la grossesse, contre son gré. D'autre part, de nombreuses femmes ont connu leur premier orgasme lors d'une rencontre avec leur mari pendant la grossesse. La raison en est que la peur de tomber enceinte n'est pas présente à ce moment-là, ce qui l'a empêchée d'atteindre l'orgasme.

Il est vrai aussi que beaucoup d'épouses soulageront et réjouiront leur mari si, à l'occasion et selon leur désir, elles le soulagent de la main ; ou parfois, ils se soulagent mutuellement par ce moyen pendant la grossesse.   l'un et l'autre le désirent, elle le soulage de sa main ; ou parfois, ils se soulagent mutuellement par ce moyen pendant la grossesse.

XII. CONCLUSION

En refermant ce volume, l'auteur souhaite dire, comme il l'a fait en commençant, qu'il n'y a pas lieu de s'excuser pour ce qui a été écrit ou dit dans le présent ouvrage. Tout a été écrit par amour, par un amoureux, pour l'amour des amoureux à venir, *dans l'espoir de les aider à avancer vers une consommation divine.*

Enfin, *maîtrisez l'art de l'amour*, qui est *l'art le plus divin au monde, puis étudiez la science de la procréation et faites de votre mieux pour la maîtriser.* Ce sont ces deux éléments, l'art de l'amour et la science de la procréation, qui, ensemble, font de la vie conjugale une réussite. Sans eux, et certainement sans le premier, il ne peut y avoir de véritable mariage. C'est donc le *premier* à apprendre, à maîtriser. Il mérite l'étude la plus attentive, l'expérimentation la plus fidèle.

Il est normal que des personnes qui ne pourront jamais avoir d'enfants se marient et partagent des plaisirs sexuels mutuels. Il est bien mieux pour un mari et une femme, ayant appris l'art de l'amour, d'avoir des enfants et un foyer.

Trois fois heureux sont les amoureux mariés qui vivent dans l'esprit de ce sentiment, exalté au plus haut niveau spirituel ; et si, à partir d'un tel échange d'amour, des enfants sont engendrés et nés, et qu'un foyer parfait est établi, alors la vie conjugale vaut la peine d'être vécue. Dieu les a unis et rien ne peut les séparer.

Ce volume n'est pas à lire une fois, puis à mettre de côté et à oublier. Il doit être étudié, expérimenté, lu et relu, en particulier par ceux qui ont des difficultés à surmonter dans leur vie de couple. Et pour *tous les* jeunes mariés, il devrait être une sorte de guide du bonheur à consulter fréquemment et dont les directives devraient être "testées" et suivies jusqu'au bout.

Le fait est que, dans un vrai mariage, ni le mari ni la femme ne peuvent être égoïstement suprêmes. Si l'égoïsme s'affirme, de la part du mari ou de la femme, l'enfer s'ensuit à coup sûr. Il ne peut y avoir de véritable mariage dans de telles circonstances, parce qu'il n'y a pas de suprématie dans l'amour véritable, et c'est seulement l'amour véritable qui peut faire un véritable mariage durable. Dans un vrai mariage, tel que Dieu et la nature l'ont conçu, il y a une parfaite camaraderie, des égaux marchant avec des égaux, avec le principe de l'amour et de l'entraide partagé de la même manière par les deux. Qu'aucun lecteur de ce livre n'oublie ces faits primordiaux ou n'agisse pas en accord avec eux ! Car c'est de ceux-là que vient le Royaume des Cieux !

AUTRES TITRES

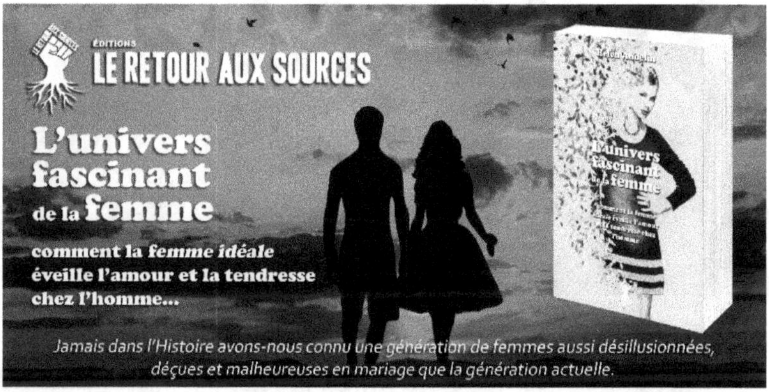

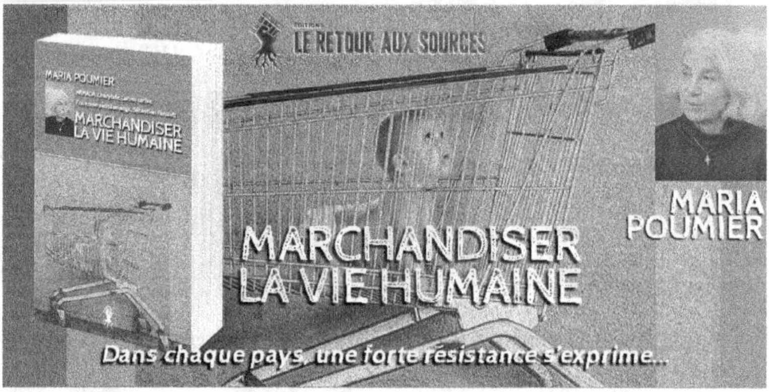

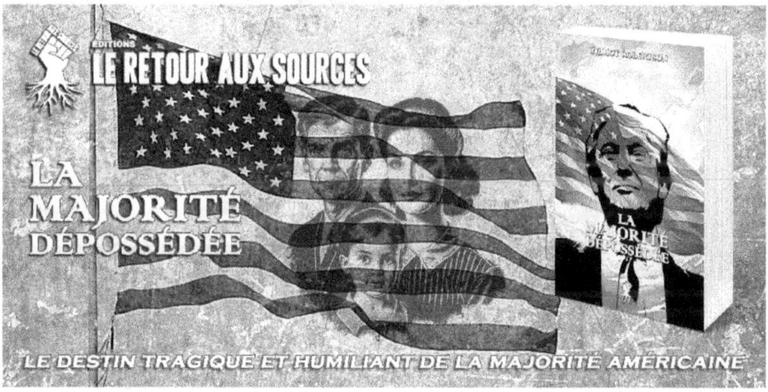

ÉDITIONS
LE RETOUR AUX SOURCES

CIA ORGANISATION CRIMINELLE
Comment l'agence corrompt
l'Amérique et le monde

Une analyse du rôle secret, mais fondamental,
de la CIA dans la quête de domination globale menée par les États-Unis...

DOMINIQUE LORMIER

ÉDITIONS
LE RETOUR AUX SOURCES

Albert Roche,
premier soldat de
FRANCE

L'incroyable histoire de l'engagé volontaire
qui captura à lui seul 1180 prisonniers !

ÉDITIONS
LE RETOUR AUX SOURCES

L'imposture du sauveur
AMÉRICAIN
1917-1918 / 1941-1945

Un ouvrage passionnant qui balaye de nombreux clichés
et rétablit des vérités historiques méconnues

LE RETOUR AUX SOURCES

HISTOIRE DE L'ARMÉE FRANÇAISE

des origines à nos jours

L'armée française a souvent occupé la première place en Occident

Certains de ses chefs militaires ont marqué le monde par leur génie tactique et stratégique

LE RETOUR AUX SOURCES

Histoires extraordinaires et mystérieuses de **L'HUMANITÉ**

Ces histoires ahurissantes et fantastiques, retracent les origines des grands mythes

LE RETOUR AUX SOURCES

Histoires extraordinaires de la **FRANCE MYSTÉRIEUSE**

À travers ces histoires extraordinaires, c'est toute l'histoire d'un pays de tradition de liberté et de coutumes que cet ouvrage nous invite à revisiter